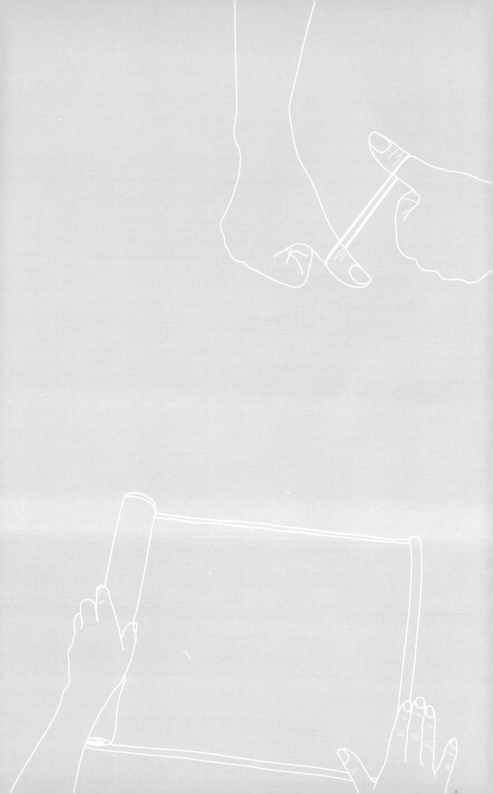

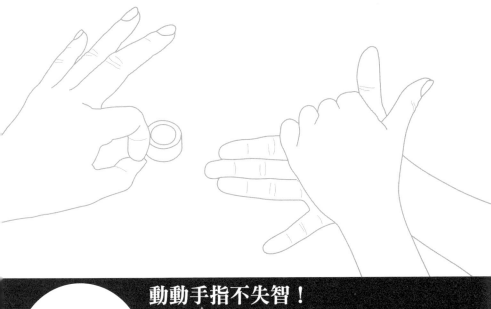

活化頭腦！

動動手指不失智！
活到100歲頭腦也靈光

手指體操

白澤卓二◎監修

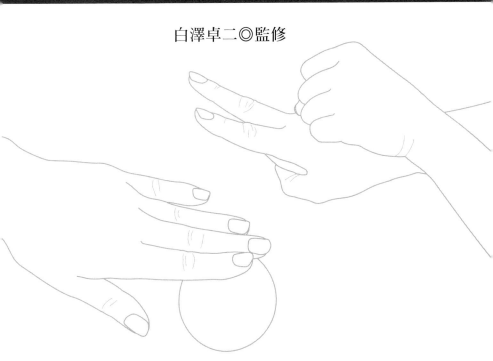

從今天起以隨時能做的「手指體操」預防失智症！

失智症，首重「預防」

隨著人口的高齡化，失智症患者一直有增加的趨勢。高齡者的醫療與照護費用，壓迫著國家的財政，成為社會整體莫大的問題之一。可說大眾對高齡化社會、失智症的危機意識愈來愈高。

這些問題不只發生在日本，在面臨高齡化社會的各國同樣嚴重，因此世界各地也針對失智症的治療與預防進行各種研究。

然而，至今尚未出現能完全防止失智症惡化的療法與藥物。本系列在四年前出版的第一本書，讓愈來愈多人認識到失智症的預防重於治療。許多醫生也秉持著失智症是生活習慣病的觀點，傳達預防的重要性。儘管如此，日本能夠指導預防失智症的

醫療機構，依然鳳毛麟角。

因此，我在2016年6月開設了「預防失智症」的專門診所。

診所中藉由採用穿顱磁刺激（transcranial magnetic stimulation, TMS）以防止壓力慢性累積的方法，來進行降低失智症發病風險的治療。此外，也提出以飲食、運動、生活習慣來預防失智症的具體方法。

本書的開頭也介紹了一些失智症臨床上的最新情報，請多加利用。

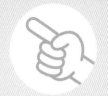

把不論何時、何地都能做的
「手指體操」加入日常生活中

　　失智症的發病年齡大半在65歲以上，但腦的老化是從40歲後半就開始了。因此，在預防失智症上，重要的就是盡早改善生活習慣，首先是重新檢視日常生活，必須改掉會提高失智症風險的習慣。

　　值得推薦的是刺激腦部的失智症預防對策。本書介紹的手指體操，經過光療儀實驗，證實了其有效性。這是不需特別工具、在日常生活中就能輕鬆做到的預防方法。

　　一開始通常無法做得很好，但正因為它有難度，能給予腦部刺激而使之活化。請抱持著挑戰精神，仔細、有毅力地去進行每一項手指體操。

　　期望大家能將手指體操融入日常作息，而得以實現豐富的生活。

2016年8月
新宿白澤紀念診所最高顧問
白澤卓二

◆失智症預防專門醫院
新宿白澤紀念診所
東京都涉谷區代代木2-9-2 久保大樓6樓
http://shirasawa-memorial-clinic.com

3

目　錄

2　利用身邊的物件

3　利用做家事的時候

4 手作童玩

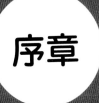

序章

失智症是能夠預防的！

失智症預防與治療的現況～最新情報～

每個人都希望能夠
精神奕奕、不痴不呆地長壽到老。
因此，本章先介紹有關失智症研究的最新情報，
以及有效做好手指體操的方法。

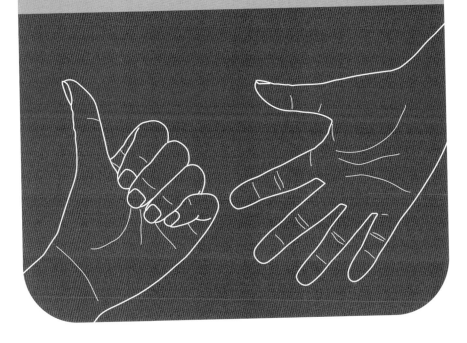

失智症預防的最新情報

預防失智症
從應對壓力做起！

在不斷更新的失智症預防情報中，失智症與壓力的關係備受矚目！

失智症與壓力的關係

　　就日本厚生勞動省的推估，2015年全國的失智症患者約有345萬人，可預測到2020年會有410萬人，2025年甚至達到470萬人。就比例來看，2025年約有13%的65歲以上高齡人士會是失智症患者。

　　隨著年齡的增長，失智症的發病風險也愈高，實際上，近年來64歲以下的「早發型阿茲海默症」也在增加中。

　　據說，認知功能從45歲就會開始下降，早發型阿茲海默症的增加，顯示腦部快速老化的人正在不斷增加。研究這個現象所發現的，是失智症與壓力的關係。

　　就憂鬱症的研究得知，壓力會使往腦部的血流減少，造成腦部功能下降，因壓力釋出的荷爾蒙，也會對腦部神經細胞造成損傷。

　　壓力對腦部造成的影響，直接闡明了與腦部老化有關。換言之，壓力會加速腦部老化，使失智症提早發生。

早期預防，最重要的就是應對壓力

　　腦部老化、認知功能下降，都是從40歲後半開始，這個年齡層的人通常擔任中階管理職，或是正面臨孩子升學考試、照護父母等諸多問題。此一時期承受莫大的壓力，就會加速認知功能的下降。

　　因此，關於失智症的預防，如何消除日常的壓力就成為重要課題。

　　消除壓力的方式因人而異，但要釋放腦部的壓力，最推薦的是音樂或繪畫欣賞。

　　以音樂而言，據說音樂盒、管風琴等自古已有的樂器所演奏出的音樂，對減輕壓力尤其具有效果。聆聽細微不易捕捉的音樂盒琴音，有助於腦部血流的恢復，因此「音樂盒療法」在失智症的預防上備受期待。

　　此外，深呼吸也有效。進行瑜珈、禪坐等活動，藉由反覆的深呼吸，可提高腦部的血流，消除壓力。

小麥的攝取也要注意！

　　其實，不只精神壓力會傷害腦部，所攝取的食物也會對腦部造成壓力，很多人會對這説法感到意外吧！

　　最具代表性的就是麵包、烏龍麵等小麥製品。小麥所含的麩質，有可能為腦部中樞神經帶來若干影響。你是否有一吃完麵包、義大利麵、烏龍麵等，就覺得想睡的經驗呢？這種睏意被認為是腦部在承受壓力的徵兆。

　　食用小麥比砂糖更容易使血糖值急速上升。高血糖狀態會提高失智症的風險，因此為預防失智症，小麥是要控制攝取的食品。

小麥所含的碳水化合物，甚至會妨礙能預防失智症的腦部能量來源之一——「酮體（ketone body）」的吸收（有關酮體會在下一段文中稍作解說）。

　　糖尿病、高血壓、中年肥胖等，都屬於失智症發病的危險因子，這些因子也與飲食生活有很大的關係，所以要預防失智症，就要重新檢視日常的飲食生活。

失智症的救世主「椰子油」

　　最近，作為預防失智症的食品而備受矚目的就是「椰子油」。椰子油中所含的中鏈脂肪酸具有提升代謝功能的作用，能有效增加往腦部的血流量，改善並預防失智症的症狀。

　　腦部一般是將葡萄糖當作能量的來源，但失智症中占半數的阿茲海默症患者，則無法將葡萄糖轉化成能量利用。因此，腦部常處於能量不足的狀態，造成認知功能更加下降。

　　攝取椰子油後，椰子油會在體內合成酮體，供給能量給腦部，所以具有消除能量不足、改善認知功能的作用。供給能量給腦部，就能增加往腦部的血流，有助於預防失智症。

　　其實，椰子油是具有4000年歷史的阿育吠陀（yurveda，印度傳統預防醫學）治療用藥，根據其處方，為預防或改善失智症，標準是每天要喝3大匙。

　　請在每天的飲食中試著加入椰子油，譬如用來做菜或混入咖啡、紅茶等飲用。

腦的架構與失智的關係

為何人上了年紀
會失智？

在此重新說明，為何人上了年紀罹患失智症的風險會增加的生理機制。

所謂失智
就是記憶、判斷力受損的狀態

　　人腦當中聚集著數十兆個神經細胞，這些神經細胞是以神經纖維網路連繫著。在此一網路中，突觸（Synapse）擔任著傳達各種資訊的作用。

　　一旦因為老化、腦血管障礙（腦出血、腦梗塞）等原因，腦部的神經細胞受到破壞、突觸的作用變差，腦部的網路就會中斷而造成認知功能下降。

　　由於腦部認知功能下降，記憶力或判斷事物等能力處於受損狀態，就是「失智＝失智症」。

　　總之，因老化造成的失智症被稱為「退化性失智症」，而64歲以下發病的失智症則被稱為「早發性失智症」。

因老化導致的失智症
大半是阿茲海默症和腦血管性失智症

老化導致的「退化性失智症」，一般是70歲左右出現症狀，主要分為阿茲海默症與腦血管性失智症。

阿茲海默症是因老化使得所謂的β類澱粉蛋白（β-amyloid protein）在腦部堆積，致使神經細胞遭到破壞而引起的。

腦血管性失智症則是老化所導致的動脈硬化等，使腦血管阻塞、神經細胞受到破壞所引起。

不論哪種失智症，主要的症狀都是忘記事物。尤其是阿茲海默症，由於與記憶相關的海馬神經細胞受損，所以更加嚴重。一旦海馬神經細胞遭到破壞，就無法保持數小時前的記憶（短期記憶），導致大白天就不記得早餐吃了什麼等這類日常事物的遺忘。一旦症狀持續，會連早餐是否吃了都記不住。

只要給予腦部刺激，
腦細胞就會增加而預防失智症

因老化而受到破壞的腦細胞，很可惜並無法恢復。不過，神經細胞可藉由刺激腦部而重新生成。擔任神經細胞間傳達資訊作用的突觸，也可藉由刺激腦部而被強化。

這在以「環境刺激多寡會對腦部產生何等落差」為主題的老鼠實驗中已獲得證實。將老鼠置於有跑步器、隧道等運動設施的環境，一個月後其腦部神經細胞數，會比居住環境什麼都沒有的老鼠多，而且腦部功能明顯提升。

根據這個實驗可知，刺激腦部能促使神經細胞新生，達到預防失智症的效用。

為何手指體操
有預防失智的效果？

只要給予腦部刺激，就能預防失智症。那麼，具體而言該如何給予腦部刺激呢？

刺激腦部就要「用腦」

要給予腦部刺激，就要「用腦」。這麼說，好像有必要特別做些什麼，但其實人無意識中就在用腦。譬如呆呆看著什麼、胡思亂想時，腦部都在活動。

不過，若要「用腦」來增加腦部的神經細胞，那麼隨便想什麼或無意識的行動，從腦部發出的指令就不是那麼充分。

最近謎題、塗鴉等活動都號稱具有「鍛鍊腦部」的功能。亦即解開困難的謎題、邊想像邊塗色，都有助於大幅度用腦。儘管如此，也有不少人表示，要特地安排時間「鍛鍊腦部」，比較難以實行。

因此，在此要推薦給大家每天利用一點空閒時間就能做的「手指體操」。

「手指體操」
是最有效的腦部鍛鍊

　　自古以來就有「使用指尖的精細作業，對腦部很好」的說法。以前的人，早已從經驗發現手指與腦部的密切關係。現代也已經證實，運用手指的活動對腦的刺激，比運用身體其他部位更能使腦部活化。

　　下面的「皮質小人圖（Cortical Homunculus）」，顯示了身體各部位是如何相對應到大腦的運動區。由圖可知，手指與臉部比其他部位占據更大的面積。

　　換言之，活動手指刺激腦部的效果，會比使用其他部位高。

　　許多工匠、畫家、鋼琴家等都能不失智地活到很老，或許就是因為不斷地使用手指刺激腦部所致。

皮質小人圖

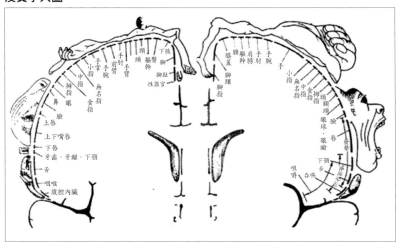

測量做手指體操時的
腦部血流量

　　試著使用所謂的「光療儀」實驗，腦部會因為「手指體操」受到什麼樣的刺激。

　　「光療儀」是利用無害的遠紅外線光，以圖像顯示出腦部表面的血流量變化。

　　腦部只要受到刺激，血流就會變多，在光療儀上是以藍色和紅色來顯現血液流量的變化。

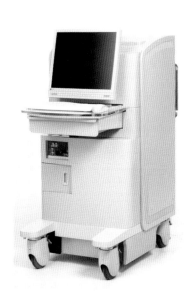

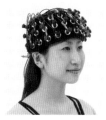

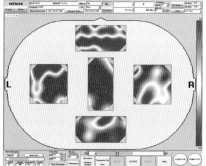

在「光療儀」上，將安靜狀態（rest）和活動狀態（task）的血流量做比較，能看出顏色強弱的差別。藍色表示血流量變化少，紅色則是血流量增加。

15

證實「手指體操」的
腦部鍛鍊效果

　　下圖就是以光療儀檢視，進行「手指體操」時腦部血流的實際變化情形。

　　左圖是不做什麼「安靜時」的畫面，血流量變化少的藍色占大部分。而右圖則是做「手指體操」時的畫面，整體呈現紅色，可知往腦部的血流量增加。

　　60多歲的健康男女各2名，共4人進行同樣的實驗，全體都能見到相同的結果。

什麼也不做時　　　　　**進行「手指體操」時**

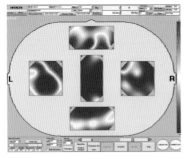 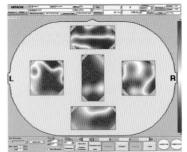

　　右圖是與右上圖做不同的「手指體操」時的畫面，可以看到腦部血流量的變化區域（紅色）與右上的圖不同。

　　換言之，藉由進行不同的「手指體操」，能使腦部活化的範圍更廣。

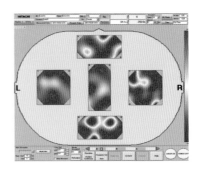

手指體操，
這樣做更有效！

善用「手指體操」，活腦更有效率。

Point 1
挑戰各種不同的「手指體操」

　　藉由光療儀的測定，可知相同的手指體操，只會刺激腦部同樣的地方，習慣了某一動作，腦部就不會再接受該刺激。由此可見，持續相同的手指體操，無法有效地鍛鍊腦部。

　　重要的是盡可能挑戰各種手指體操，才能使腦部以各型態活化。因此，一旦習慣某動作時就要挑戰其他手指體操，或者在能大致做到時，就左、右手換著做，或是提高難度。

　　要感覺「有點難」、「沒辦法做得很好」，才能有效刺激腦部。

Point 2

注意力集中在手指上

要提高對腦部的刺激效果，將注意力集中在手指的動作上也很重要。當然，一邊看電視或和他人講話一邊做，也能期待一定的效果，因為至少大腦控制手指活動的運動區域有受到刺激。

可是，要使腦部更活化，整個腦部起作用才比較有效。

譬如，思考以什麼樣的順序活動手指，記住該順序，或是盯著圖片看來理解手指動作的複雜形式等。請在電視進廣告等數分鐘的空檔期間，將注意力集中在手指上進行。

日常作菜、打掃等半無意識的狀態下，若以非慣用手去做與平常不同的動作，也能提高對此作業的注意力，而達到對腦部的活性刺激。

Point 3

以每天做10分鐘為目標

與其刻意每個禮拜空出時間一次做足手指體操，不如每天持續做一點，以一次做數分鐘、一天總共做10分鐘（3種體操）為目標。

手指體操也有這樣的缺點：一旦長時間持續做，習慣之後效果就會打折，大腦也會疲倦而鈍化刺激。

儘管如此，若認為隨時能做而沒有規劃，結果往往是不了了之。先決定好做手指體操的時間，譬如喝茶、咖啡時做一次，看電視的廣告時間做一次，搭巴士或電車時做一次，睡前在被褥上做一次等，會比較容易實行。

那麼，立即從現在起，試著挑戰一次手指體操吧！

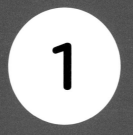

徒手就能做

不需要工具，
只靠活動手指就能對腦部產生刺激的體操

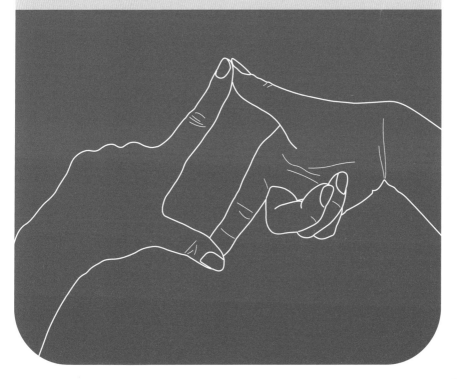

尺蠖

規律地活動拇指與食指的手指體操。
將意識集中在指尖、
確實地活動手指來增加腦部的血流量。

徒手就能做

基本動作 首先雙手拇指對拇指、食指對食指相碰觸作出三角形。接著雙手輪流，先以拇指碰觸食指，再放開食指，做出往前移般的動作。

開始

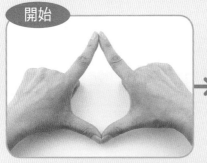

雙手的拇指與食指作出三角形。

反覆做10次

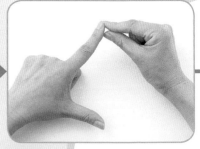

放開右手拇指，碰觸食指。

POINT

一開始慢慢、確實地做動作。習慣後，就加快或放慢速度，作出變化以提升注意力。

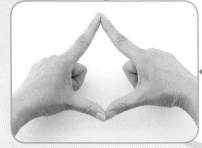

放開左手的食指向上伸展，回到開始的三角形。

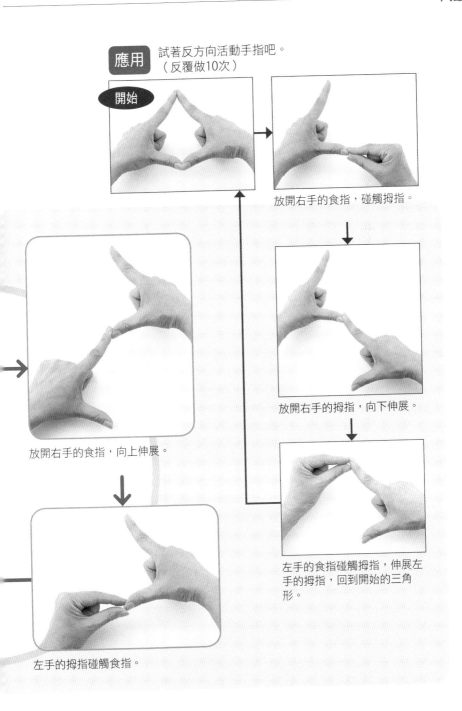

應用　試著反方向活動手指吧。
（反覆做10次）

開始

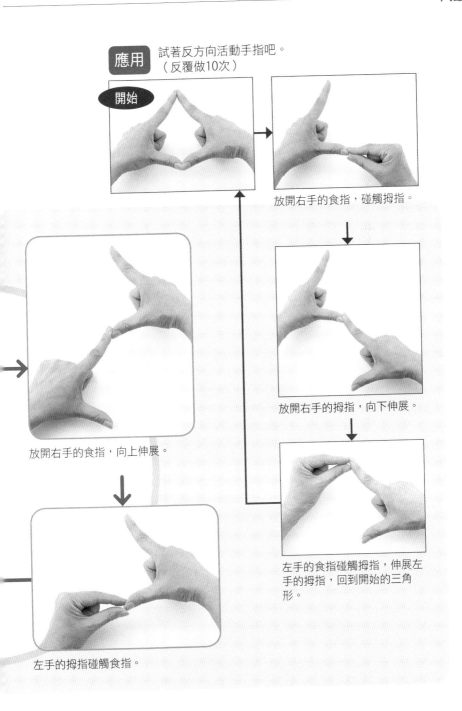

放開右手的食指，碰觸拇指。

放開右手的拇指，向下伸展。

放開右手的食指，向上伸展。

左手的食指碰觸拇指，伸展左手的拇指，回到開始的三角形。

左手的拇指碰觸食指。

21

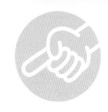

手指體操 2

風車

前一頁「尺蠖」的變化版。
加入不同的動作,給腦部新的刺激。

基本
動作

如圖所示,兩手的拇指對食指碰觸作出菱形。以上方碰觸
的手指為軸心旋轉,使下方的手指往上碰觸,再次作出菱
形。反覆交互動作。

開始

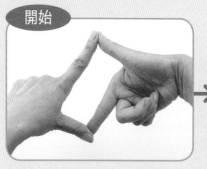

左手背、右手掌朝向自己,拇指與食指
碰觸作出菱形。

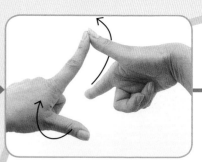

以上方碰觸的拇指與食指為軸心,旋轉。

POINT

與前一頁的「尺蠖」手指體
操交互進行,藉此進行不
同的動作,腦部就會更加活
化。

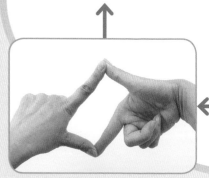

暫時放開的右手拇指去碰觸左手的食指,
作出菱形。

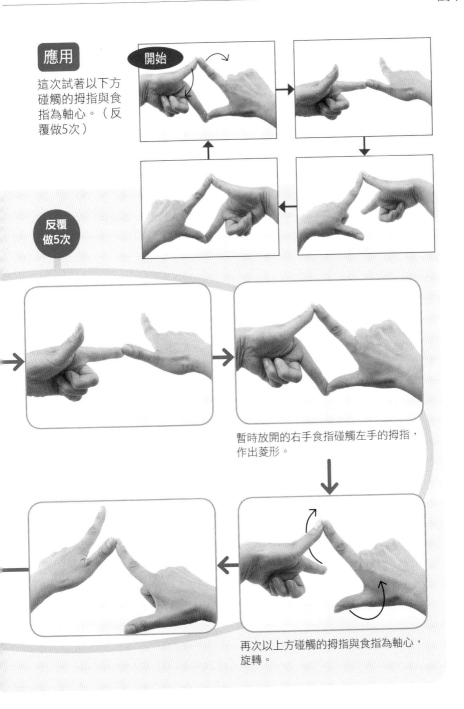

應用

這次試著以下方碰觸的拇指與食指為軸心。（反覆做5次）

開始

反覆做5次

暫時放開的右手食指碰觸左手的拇指，作出菱形。

再次以上方碰觸的拇指與食指為軸心，旋轉。

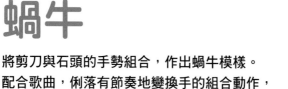

手指體操 3

蝸牛

將剪刀與石頭的手勢組合，作出蝸牛模樣。
配合歌曲，俐落有節奏地變換手的組合動作，
活化腦部。

徒手就能做

基本動作

一邊唱歌一邊以左右手作出石頭和剪刀的手勢，並交換手的上下位置。

每一拍就換個動作。

POINT

・石頭是用力握拳。剪刀則是將兩手指儘量往前伸直。
・好好配合歌曲節奏，更換左右手。

開始

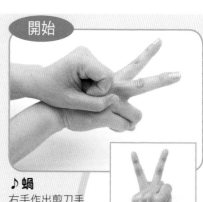

♪蝸
右手作出剪刀手勢，左手作出石頭手勢，將左手放在右手上。

從上方看的樣子

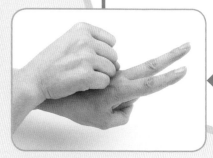

♪牛
右手再次作出石頭手勢，左手作出剪刀手勢，將右手放在左手上。

如果覺得
困難……

「直升機」

將手勢改成石頭和布，
試著從布放在石頭上的「直升機」做起。

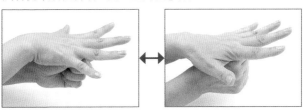

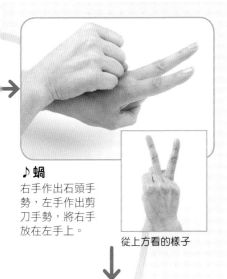

♪蝸
右手作出石頭手
勢，左手作出剪
刀手勢，將右手
放在左手上。

從上方看的樣子

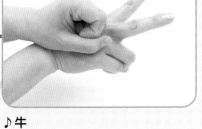

♪牛
回到右手是剪刀手勢，左手是石頭手勢，
將左手放在右手上。

歌詞 ♪

蝸 蝸 牛 牛
蝸牛
你的腦袋
在哪裡
伸出觸角 伸出戀矢
伸出腦袋

蝸 蝸 牛 牛
蝸牛
你的眼珠
在哪裡
伸出觸角 伸出戀矢
伸出眼珠

※日本童謠《蝸牛》。

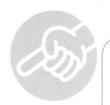

手指體操 4

數數 之1

配合節奏充分地活動手指，
就能對腦部有所刺激
並集中注意力。

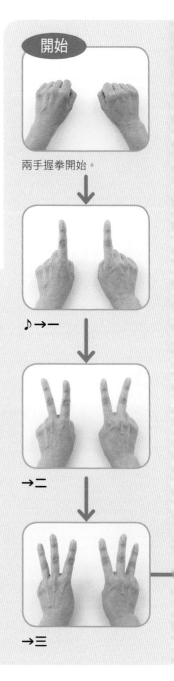

開始

兩手握拳開始。

♪→一

→二

→三

基本
動作

兩手的手背朝上，一邊出
聲數數，一邊配合節奏活
動手指。

POINT

一開始可以慢慢確實地做。
習慣後，以有節奏的步調來
進行。

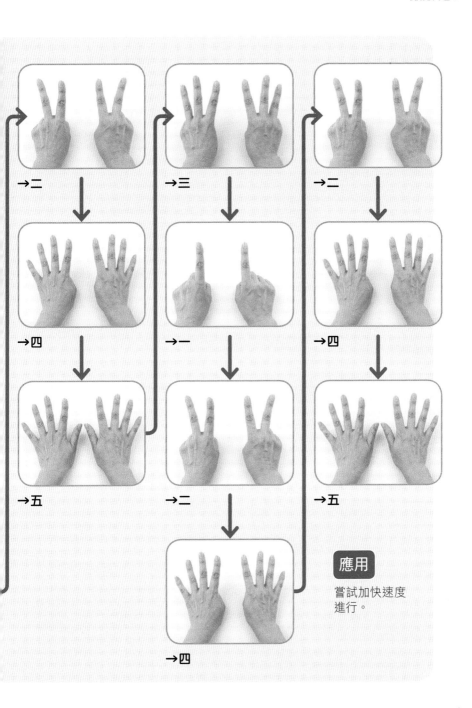

→二

→三

→二

→四

→一

→四

→五

→二

→五

→四

應用

嘗試加快速度
進行。

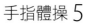

手指體操 5

數數 之2

手掌朝上做前一頁的手指體操。
藉由更複雜的手指活動方式給予
新的刺激,增加腦部的血流量。

基本
動作

兩手手掌朝上,配合歌詞
與節奏活動手指。

POINT

· 手指的活動方式,與前一
  頁不同。好好看清楚後進
  行。
· 無法做得流暢時,試著一
  邊確認一根根手指的動作
  來進行。

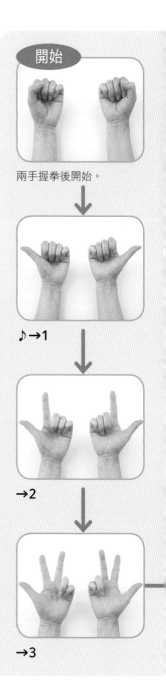

開始

兩手握拳後開始。

♪→1

→2

→3

28

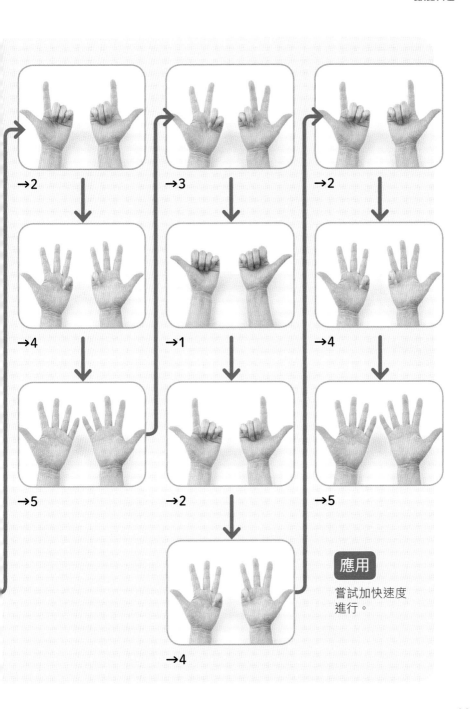

→2

→4

→5

→3

→1

→2

→4

→2

→4

→5

應用

嘗試加快速度
進行。

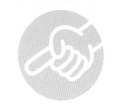

手指體操 6

轉動手指 之1

同時轉動兩手的手指，是一項需要集中注意力的體操。
重點在活動不易轉動的手指，提升對腦部的刺激。

基本
動作

手背朝上，從拇指開始，
同時轉動雙手的手指。接
著依序轉動其他手指，十
指都轉完後，再以小指到
拇指的順序轉動。

開始

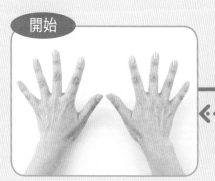

兩手手背朝上，作出布的手勢。

POINT

· 轉的時候，其他手指盡可
  能保持不動。
· 習慣後，嘗試改變手指的
  轉動方向，如「向內轉」
  或「向外轉」來進行。

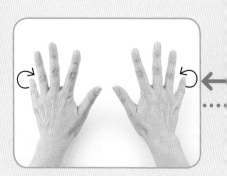

同時轉動雙手的小指。

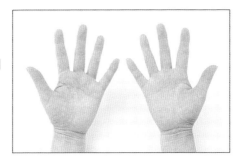

應用

試著改將手掌朝
上,轉動手指。

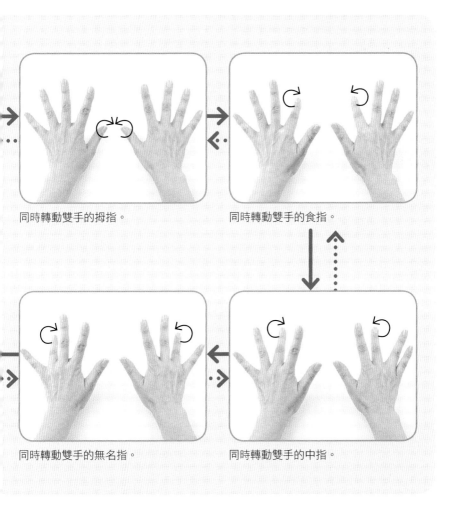

同時轉動雙手的拇指。

同時轉動雙手的食指。

同時轉動雙手的無名指。

同時轉動雙手的中指。

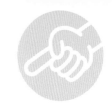

轉動手指 之2

同時轉動左右手的不同手指,難度比前一頁高。
藉由確實進行每個複雜的動作,更加提升注意力。

徒手就能做

基本
動作

手背朝上,同時轉動左右
手不同的手指。

開始

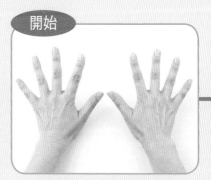

兩手手背朝上,作出布的手勢。

ⓟⓞⓘⓝⓣ

· 轉的時候,其他手指盡可
能保持不動。
· 習慣後,試著挑戰改變
手指的轉動方向,如改
成「向內轉」或「向外
轉」。

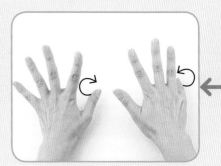

左手轉動拇指,右手轉動小指。

應用

手掌朝上，試著
轉動左右手不同
的手指。

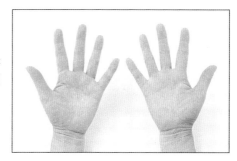

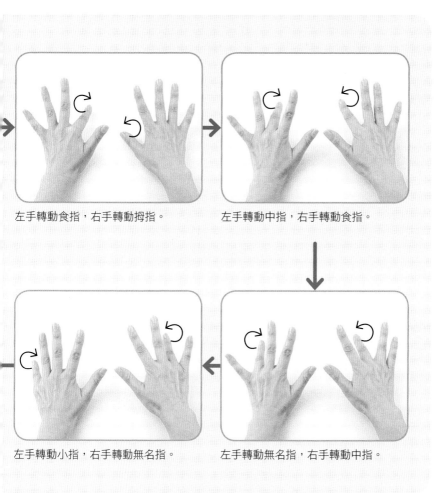

左手轉動食指，右手轉動拇指。

左手轉動中指，右手轉動食指。

左手轉動小指，右手轉動無名指。

左手轉動無名指，右手轉動中指。

手指體操 8

A・I・U・E・O

依日語母音分別開合5根手指，
配合名字、各種單字來活動手指。
迅速判斷該活動哪根手指，藉此使腦部更加活化。

開始

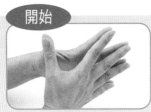

輕輕併合兩手的各手指。

基本
動作

雙手手指相碰，聽到母音的
「A」就打開拇指，「I」打
開食指，「U」打開中指，
「E」打開無名指，「O」
打開小指。一邊說字彙一邊
配合聲音打開手指。

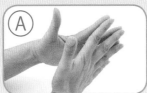

(A) 打開兩手的拇指。

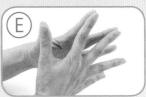

(E) 打開兩手的無名指。

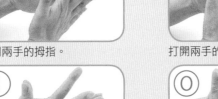

(I) 打開兩手的食指。

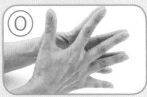

(O) 打開兩手的小指。

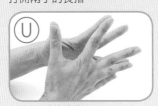

(U) 打開兩手的中指。

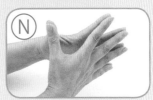

(N) 不動任何一根手指。

| 應用 | 一邊玩文字接龍，一邊活動手指。 |

★以自己的名字試看看。
（以名叫金子由紀為例）

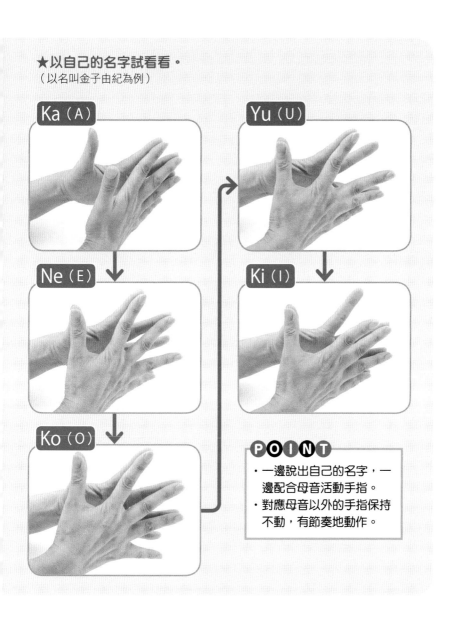

Ka（A）

Ne（E）

Ko（O）

Yu（U）

Ki（I）

POINT

・一邊說出自己的名字，一邊配合母音活動手指。
・對應母音以外的手指保持不動，有節奏地動作。

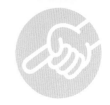

手勢 1

小狗汪汪

左右手交握，作出小狗的模樣。即使一開始無法做得很好，
有心挑戰就能給予腦部良好的刺激。

基本
動作

如圖左右手交握，手指打
開、閉合，作出小狗吠叫
的樣子。

開始

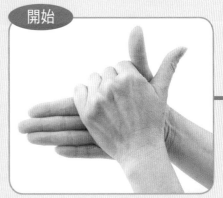

豎起拇指，其他四指併攏。如圖以左手握住
右手。

POINT

只動要打開的手指，不要
動到其他手指。

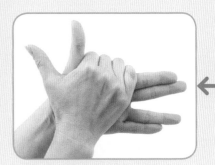

開闔左手的中指與無名指（做5次）。
其他手指保持不動。

應用 迅速交換左右手，
反覆改變小狗的方向。

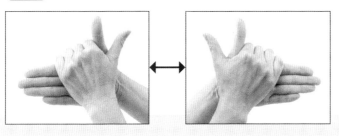

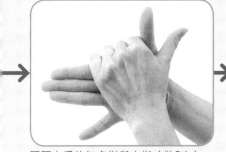

開闔右手的無名指與小指（做5次）。
其他手指保持不動。

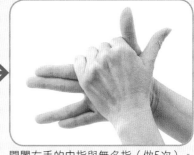

開闔右手的中指與無名指（做5次）。
其他手指保持不動。

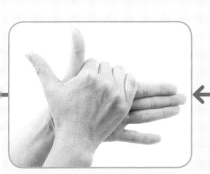

開闔左手的無名指與小指（做5次）。
其他手指保持不動。

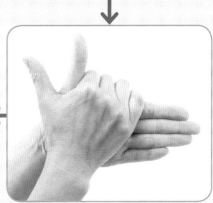

左右手互換交握。

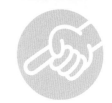

手勢 2

青蛙與蚱蜢

以手指作出「青蛙」與「蚱蜢」的臉。
享受成就感，愉快地活化頭腦。

徒手就能做

基本
動作

如圖將手指依序交叉，
作出手勢。

開始

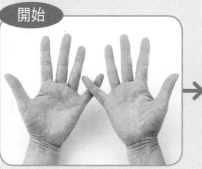

手掌朝上，撐開雙手，將右手小指疊放
在左手小指上。

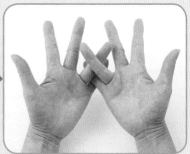

將右手無名指疊放在左手無名指上。

POINT

· 將拇指與食指作出的圈壓
  扁，就成為青蛙，若拱成
  圓形，就變成蚱蜢。
· 反覆交替作出「青蛙」與
  「蚱蜢」手勢，享受樂
  趣。

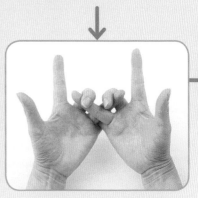

將中指如同掛在無名指上般彎曲。

應用 試著改變手指的交叉方式，即將左手小指疊在右手小指上後開始。

開始

青蛙

將拇指與食指碰觸在一起，就完成「青蛙」臉。

若左右手拇指與食指保持碰觸，進行開闔的動作，看起來就像青蛙的嘴張開又閉上的樣子。

炸蜢

豎起小指，就完成「炸蜢」的臉。

手勢 3

咚咚咚

愈是複雜的手指體操，對腦部的刺激效果愈高。就算不能做得很好，試著模仿手勢也有效果。

開始

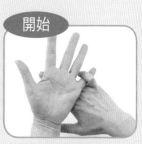

左手手掌朝上，勾住右手的小指。

↓

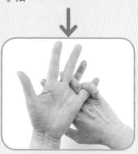

將右手的無名指勾在左手的無名指上。

↓

基本
動作

如圖交叉小指與無名指後，有節奏地念出「一二三，咚咚咚」來活動左手的拇指、食指與中指，及右手的拇指。

POINT
・如果覺得困難，先充分放鬆手指後再嘗試。
・注意手指關節的伸展。

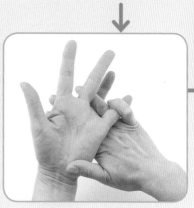

右手的拇指貼靠在左手的手掌上。

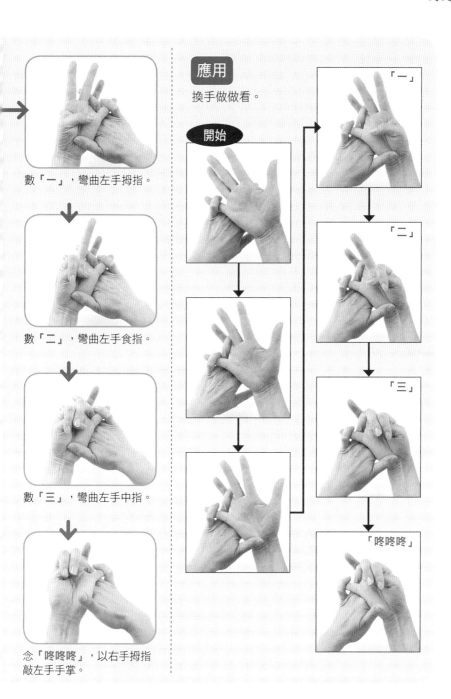

數「一」，彎曲左手拇指。

數「二」，彎曲左手食指。

數「三」，彎曲左手中指。

念「**咚咚咚**」，以右手拇指
敲左手手掌。

應用

換手做做看。

開始

「一」

「二」

「三」

「咚咚咚」

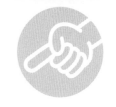

徒手就能做

描摹線條 1

同時描摹直線

同時活動左右手手指，描摹線條。
左、右手朝不同方向活動手指，藉此讓腦部大為活化。

基本
動作
手指點在圖中的圓點，照下方的指示同時活動左右手手指，
各自描摹線條。

- ・左右手分別從❶開始，朝箭頭的方向描摹線條。
- ・左右手分別從❷開始，朝箭頭的方向描摹線條。
- ・左右手分別從❸開始，朝箭頭的方向描摹線條。
- ・左右手分別從❹開始，朝箭頭的方向描摹線條。

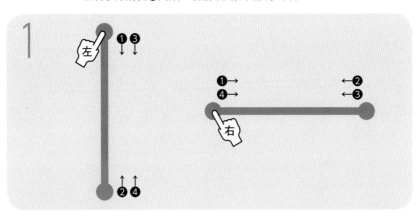

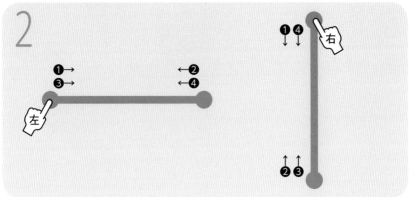

42

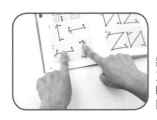

將本書放在身體
正前方進行。
P.42至P.53都是
同樣的方式。

P.42至P.53都是

POINT
左右手要同時描摹
不同的兩種線條。

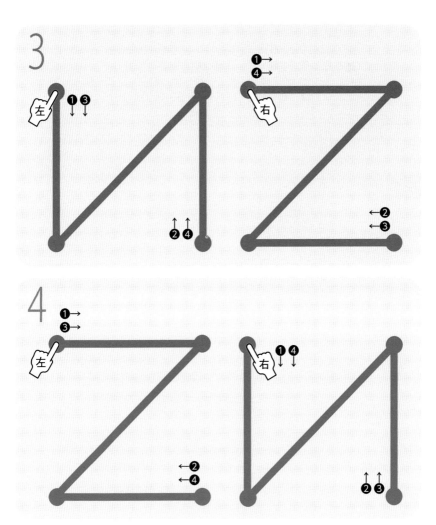

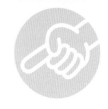

描摹線條 2

描摹3條直橫線

左右手手指同時動作，描摹3條直線與橫線。

不弄錯步驟、俐落地描摹線條來提升對腦部的刺激。

基本動作 | 手指點在圖中的圓點，遵循下方的指示同時活動左右手手指，依步驟描摹各自的線條。

- 左右手分別從①開始，依②→③順序描摹線條。
- 左右手分別從❶開始，依❷→❸順序描摹線條。
- 左手依①→②→③、右手依❶→❷→❸順序描摹線條。
- 左手依❶→❷→❸、右手依①→②→③順序描摹線條。

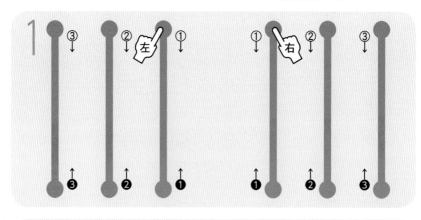

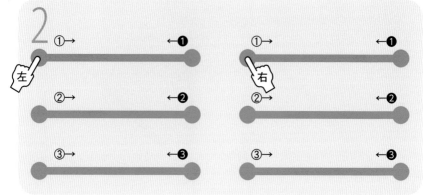

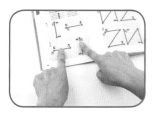

將本書放在身體
正前方進行。
P.42至P.53都是
同樣的方式。

左右手要同時描摹
不同的2種線條。

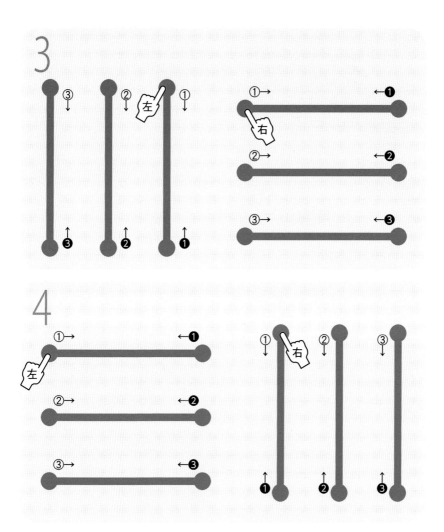

描摹線條 3

同時描摹螺旋形線

左右手手指同時動作，描摹螺旋形線。
注意左右手要以相同速度，盡可能利落地描摹線條。

基本
動作

手指點在圖中的圓點，同時活動左右手手指，
依步驟描摹各自的線條。

- 左右手分別從正中央開始。朝外側描摹線條。
- 左右手分別從外側開始。朝正中央描摹線條。
- 左手從外側、右手從正中央開始，描摹螺旋形線。
- 左手從正中央、右手從外側開始，描摹螺旋形線。

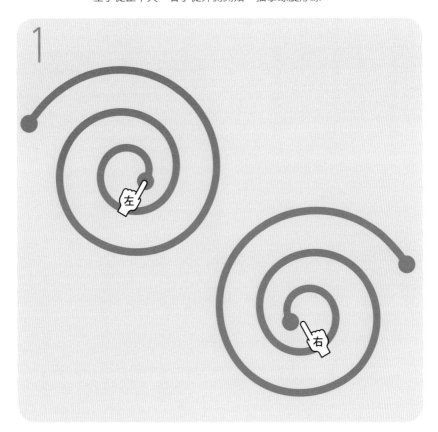

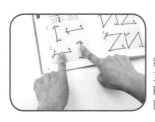

將本書放在身體
正前方進行。
P.42至P.53都是
同樣的方式。

POINT

左右手要同時描摹
不同的2種線條。

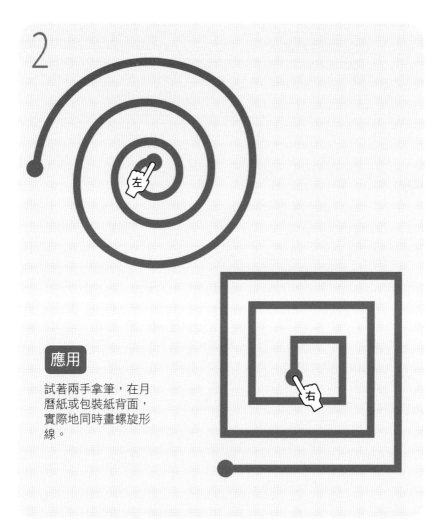

應用

試著兩手拿筆,在月
曆紙或包裝紙背面,
實際地同時畫螺旋形
線。

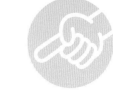

觸指操 1

碰觸數字

左右手手指同時動作，依序碰觸從0到9的數字。
專注讓手指正確、俐落地移動，使腦部活化吧！

基本
動作

邊念「0、1、2、3……」邊分別以左右手的拇指
依序碰觸0到9。食指、中指、無名指、小指
也以同樣方式進行。

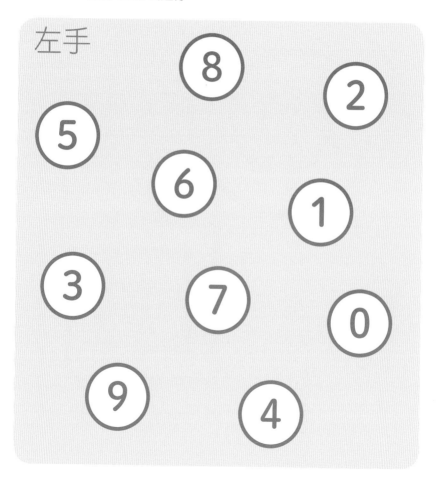

左手

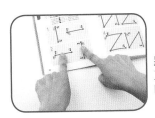

將本書放在身體
正前方進行。
P.42至P.53都是
同樣的方式。

POINT

一邊念出聲一邊
盡可能有節奏地
移動手指。

應用
・試著以家中的電話號碼等各種數字做做看。
・左右手交叉做做看，即P.48以右手、P.49以左手做。

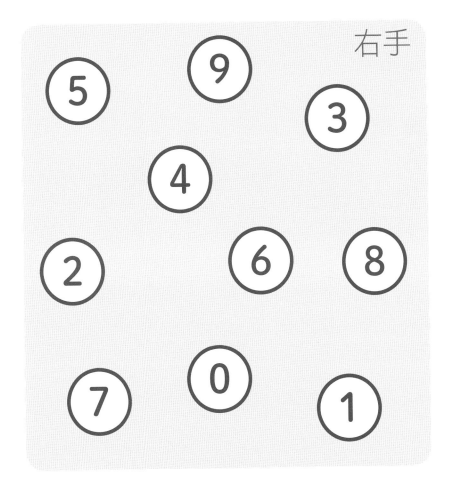

右手

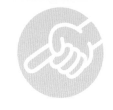

觸指操 2

碰觸音階

左右手手指同時動作，依序碰觸下圖中的Do、Re、Mi、Fa、So。一邊唱出音階一邊做，會更有效果。

基本
動作

一邊唱「Do、Re、Mi、Fa、So」，同時分別以左右手拇指，依序碰觸下圖中的Do、Re、Mi、Fa、So標示。食指、中指、無名指、小指也以同樣方式進行。

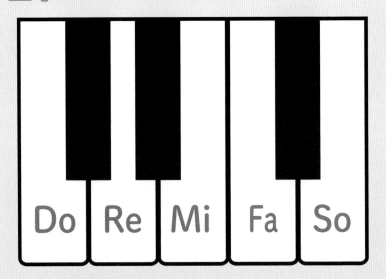

左手

Do Re Mi Fa So

應用

一邊唱日本童謠《握拳打開》的開頭，
一邊配合歌聲作碰觸。

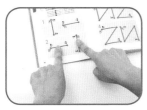

將本書放在身體正前方進行。P.42至P.53都是同樣的方式。

POINT

・一邊唱出聲，一邊盡可能配合節奏移動手指。
・像唱歌般，帶著愉快心情專注地從腹部發出聲音。

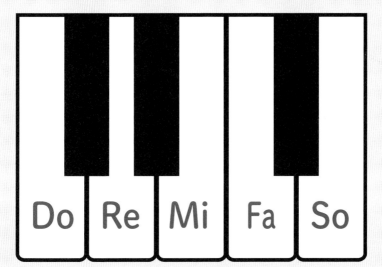

右手

| Do | Re | Mi | Fa | So |

Mi・Mi・Re・Do・Do Re・Re・Mi・Re・Do

So・So・Fa・Mi・Mi Re・Do・Re・Mi・Do

※日本童謠《握拳打開》

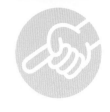

觸指操3

打拍子

左右手手指同時打不同的拍子。

左右手要掌握不同的節奏，難度很高，但非常有助於腦部活化。

基本
動作

以左手2拍、右手3拍的節奏，碰觸圖上記號。

接著，以左手3拍、右手4拍的節奏進行。

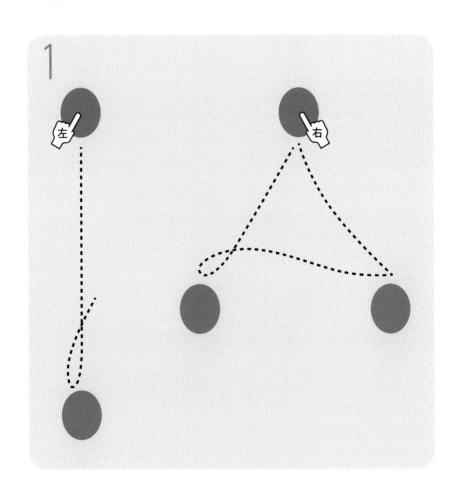

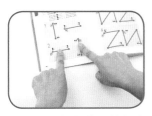

將本書放在身體正前方進
行。P.42至P.53都是這樣的方
式。

P.42至P.53

POINT

・不要受到另一手手指動作的影響，保
　持節奏碰觸圖上記號。
・先以正確碰觸為主，慢慢進行。

應用 將手離開頁面，左右手以不同節
　　　拍指揮（像揮動指揮棒般。）

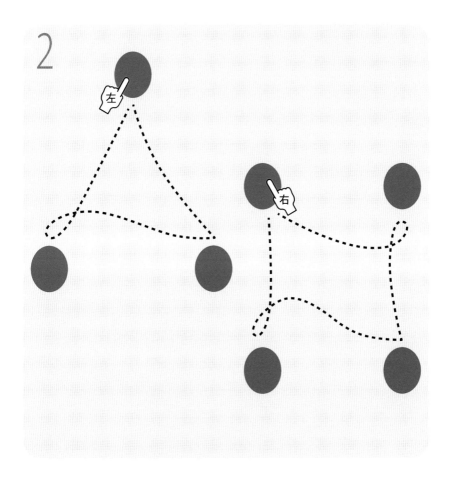

白澤流

失智自我檢測表
最新版

回顧自己的嗜好與生活習慣，
在「是」或「否」上打〇。

・早餐習慣吃麵包	是・否
・不愛吃糙米與雜糧米飯	是・否
・不管配菜多麼豐富，沒吃到米飯就不覺得有吃過飯了	是・否
・吃沙拉時，常淋上市售的醬料	是・否
・一吃甜食就心情穩定	是・否
・常吃日式蓋飯	是・否
・午餐多半以超商便當解決	是・否
・喜歡拉麵，所以常吃	是・否
・肚子肥嘟嘟	是・否
・一天當中，多半不外出	是・否
・覺得和人往來很麻煩	是・否
・幾乎不讀報紙或書	是・否
・老是以「因為有年紀了所以沒辦法」為藉口	是・否
・時常覺得壓力很大	是・否
・沒辦法戒菸	是・否

「否」的數目（　　　　個）

・酒類之中，常喝紅酒	是・否
・有在注意「Omega-3」這種營養素的攝取 ※不知道「Omega-3」的人圈「否」（相關解說在82頁）	是・否
・常吃納豆	是・否
・吃牛排時總是選菲力	是・否
・會吃生菜	是・否
・若肚子不餓就不吃飯	是・否
・常用椰子油作菜	是・否
・衣服的尺寸和20歲時所穿的一樣	是・否
・對「有益身體」的話題敏感	是・否
・盡量走樓梯而不搭電梯	是・否
・晚上最晚不會超過12點睡覺	是・否
・有個人興趣	是・否
・非常喜歡搞笑節目	是・否
・覺得自己是幸福的	是・否

「是」的數目（　　　個）

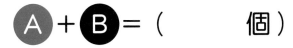

此數值即用來評鑑的分數。

評分與建議

得到 22分以上 的你

你是對健康資訊敏感,且關心自己生活是否健康的類型,會培養能降低失智風險的嗜好、生活習慣。不過,「為了健康」過於忍耐,反而有可能形成壓力。藉由維持現在的生活習慣,不累積精神壓力,就能神采奕奕、不失智地活到老。

分數落在 9至21 之間的你

你的現狀是關心對身體有益的事物,同時也有很多覺得不好卻改不了的嗜好、生活習慣。雖然現在對健康有自信,但隨著年齡增加,要擔心的事就有可能愈來愈多。只要能一一增加對身體有益的選擇,就能降低生病、失智的機率,從能做的事開始吧!

分數在 8以下 的你

依你的嗜好及生活習慣,可説變失智的可能性相當高。即使沒有自覺,但腦部正在日趨老化。請翻回前一頁,確認自己的選項,若不想變失智,就要努力將P.54回答「是」的項目改變成「否」,把P.55回答「否」的項目改變成「是」。此外,每天花點時間做做「手指體操」吧!

2

利用身邊的物件

活用身邊現有的物件做手指體操，
輕鬆愉快地活化你的大腦。

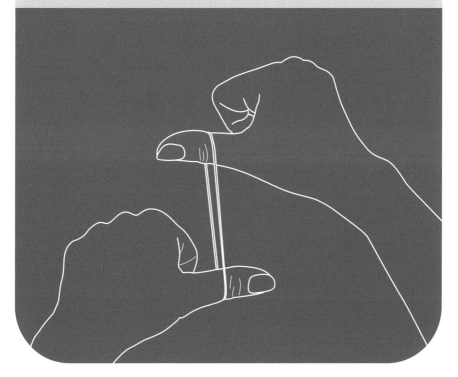

以廣告傳單或報紙玩雜耍

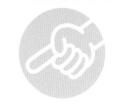

將報紙等紙類捲起來作成圈狀，挑戰雜耍。
不論是玩雜耍，或將報紙作成圈，都會充分運用手指，
所以能大幅度刺激腦部。

利用身邊的物件

作法　將紙捲成細長條，以膠帶固定後作成一個圈。

[準備物品]

- 報紙（或廣告傳單等紙張）
- 膠帶
- 免洗筷

開始

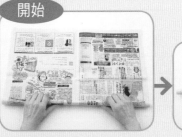

將報紙從邊緣緊緊捲起。

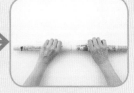

捲成細長的棒狀。

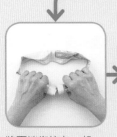

將兩端銜接在一起，作成圈狀。

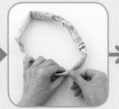

銜接處以膠帶固定。

完成

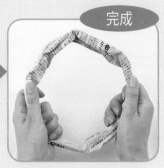

雙手握住，調整圓圈的形狀。

應用 試著在換手時
也不要停止轉圈。

基本
動作 將免洗筷穿入左頁做好的紙圈中。
交替以左右手轉圈。

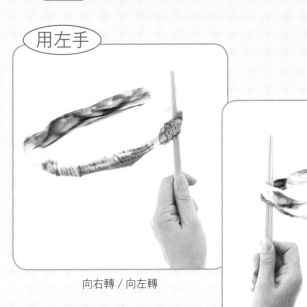

用左手

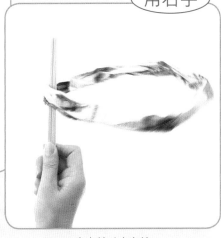

用右手

向右轉 / 向左轉

向右轉 / 向左轉

POINT

・重點放在較難轉動的方向，會比較有效果。
・由於報紙圈有可能飛出去，所以要在周邊無易碎物的場
所進行。

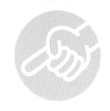

摺塑膠袋

摺疊購物拿到的塑膠袋，使腦部活化。
這也有助於整理塑膠袋，可說是一石二鳥的鍛鍊方式。

| 基本動作 | 先將塑膠袋摺成細長條，再從底邊層層往上摺。 |

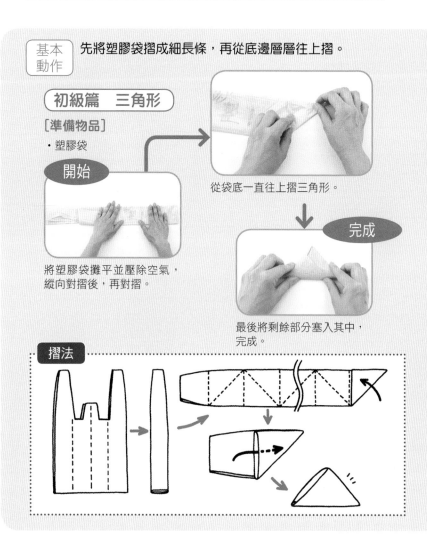

（ 初級篇　三角形 ）

[準備物品]
・塑膠袋

開始

將塑膠袋攤平並壓除空氣，縱向對摺後，再對摺。

從袋底一直往上摺三角形。

完成

最後將剩餘部分塞入其中，完成。

摺法

進階篇　五角形

開始

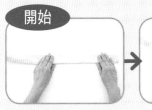 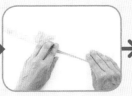 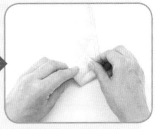

將塑膠袋攤平並壓除空氣，比左頁的三角形摺法多對摺一次。

往上對摺到近一半的長度。

如下方摺法示意圖所示，將呈圈狀的底部朝左斜邊往上摺。

摺法

完成

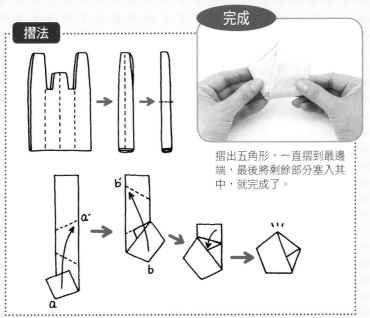

摺出五角形，一直摺到最邊端，最後將剩餘部分塞入其中，就完成了。

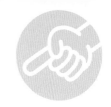

撕收據紙

以手將長條狀收據縱向撕成一半。
收據愈長就愈需要持續集中注意力。

基本
動作　**初級**　將收據由上往下縱向撕開，
且手指一邊往下挪移一邊撕。

[準備物品]　・收據

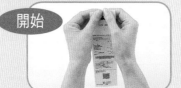
開始

以兩手抓著收據上端，靠近正
中央的位置。

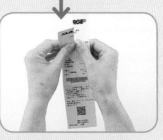

手指沿著要撕開處一邊滑動，一
邊往下撕。

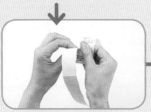

一直撕到底。

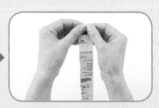

收據縱向對半撕開後，再撕成
一半。

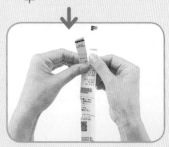

一直撕到底。

應用

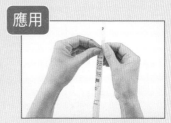

挑戰將1/4寬度的收據再撕成
一半。

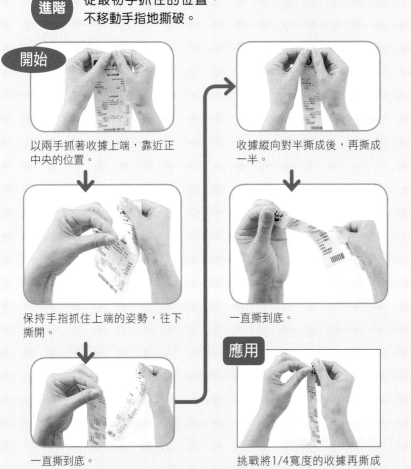

POINT
- 將收據丟進垃圾桶之前，以玩遊戲的感覺試試看吧！
- 試著挑戰稍長一點的收據。

進階 從最初手抓住的位置，不移動手指地撕破。

開始

以兩手抓著收據上端，靠近正中央的位置。

保持手指抓住上端的姿勢，往下撕開。

一直撕到底。

收據縱向對半撕成後，再撕成一半。

一直撕到底。

應用

挑戰將1/4寬度的收據再撕成一半。

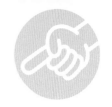

橡皮筋轉圈

以兩手手指一邊將橡皮筋轉圈,一邊使之在手指之間移動。
所有手指統統轉過一圈,以增加腦部的血流量。

基本
動作

左右手各1根手指分別穿
入橡皮筋裡轉圈,轉圈
的手指還未移開,就穿
入另一根手指,如此以
所有的手指輪流轉橡皮
筋。

[準備物品]

・橡皮筋 1 條

開始

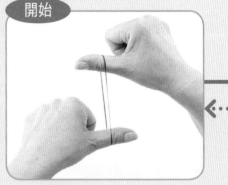

左右手的拇指穿入橡皮筋裡,轉10圈。

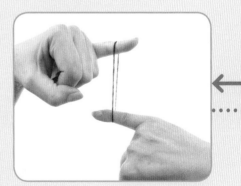

將橡皮筋至小指上,轉10圈。轉完之後,
依小指、無名指……的順序轉圈,一直到
轉回拇指為止。

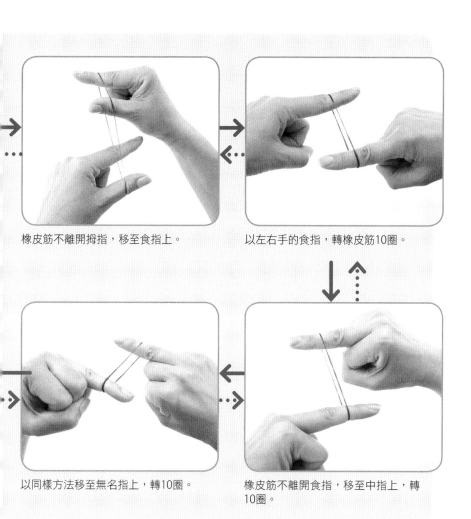

POINT
- 一開始先慢慢確實地轉圈，習慣後，試著加快轉圈的速度。
- 比較難做好的手指要增加圈數，會更有效果。

應用

試著朝反方向轉圈。

橡皮筋不離開拇指，移至食指上。

以左右手的食指，轉橡皮筋10圈。

以同樣方法移至無名指上，轉10圈。

橡皮筋不離開食指，移至中指上，轉10圈。

以橡皮筋做伸展操

此一手指體操能活化腦部，鍛鍊容易隨著年齡減少的握力。
做到感覺有點疲累，就能提升強化握力的效果。

利用身邊的物件

基本動作　將適當數量（適當的負荷程度）的橡皮筋套在兩根手指上，反覆做拉開放鬆的動作。所有的手指都要輪流做到。

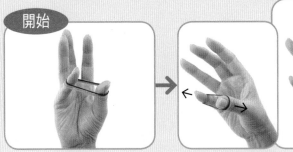

開始

將橡皮筋套在拇指與小指上。　撐開再放鬆，反覆10次。

[準備物品]
・橡皮筋 1 條以上

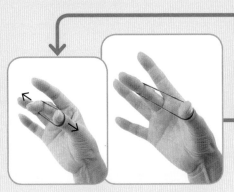

將橡皮筋套在拇指與中指上，撐開再放鬆，反覆10次。

⓿⓿⓰ⓝⓣ

- 橡皮筋的數量，從會有點疲累的程度做起。習慣後，再慢慢增加數量挑戰看看。
- 要慢慢確實地進行撐開、放鬆的動作。

應用

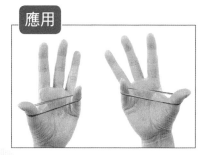

試著兩手同時做。

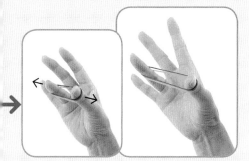

將橡皮筋套在拇指與無名指上，撐開再放鬆，反覆10次。

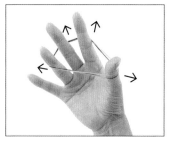

橡皮筋套在3、4根手指上試看看。

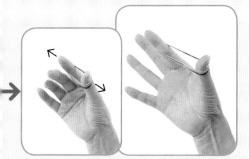

將橡皮筋套在拇指與食指上，撐開又放鬆，反覆10次。

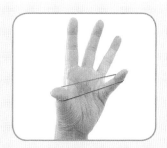

另一手也以同樣方式進行。

橡皮筋解套遊戲

遊玩自製的橡皮筋解套益智玩具，這需要相當集中注意力。
全部解開時的成就感也成為有效的刺激。

| 基本動作 | 將數條橡皮筋打結接在一起。打好結之後，再解開。 |

[準備物品]　・橡皮筋10 條以上

準備

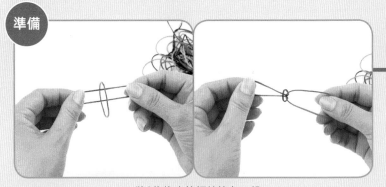

將2條橡皮筋打結接在一起。

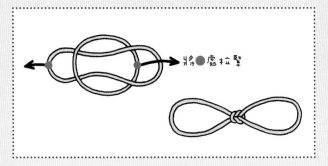

將●處拉緊

POINT

- 組合不同大小、顏色的橡皮筋，更能提升遊戲效果。
- 建議可和其他人一起同樂，譬如一人將橡皮筋打結，另一人負責解開。

應用

多人一起遊玩，每人打結相同數量的橡皮筋，比賽誰先全部解開。

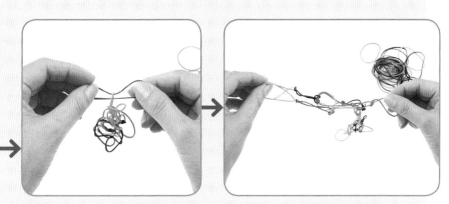

接著繼續將數條橡皮筋打結接在一起。　依照喜好決定橡皮筋打結的數量。

玩法 將打結接在一起的橡皮筋，一條條解開來。

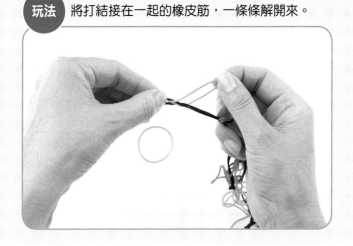

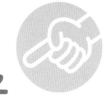

撕舊布製作撢子

以手撕開舊布，廢物利用作成撢子。
將布撕開的作業，會使腦部的血流大為提升。
使用撢子時，左右手換著拿會更加刺激腦部。

作法　將舊布撕成細長條，離邊緣1公分不撕斷，
裹捲在免洗筷上，以橡皮筋固定。

[準備物品]

・棉質類舊布（25公分×50公分左右）　・免洗筷　・橡皮筋　・剪刀

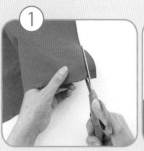

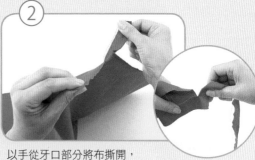

① 從布邊每間隔1.5公分剪個牙口。

② 以手從牙口部分將布撕開，撕到離邊緣1公分處不撕斷。

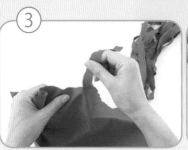

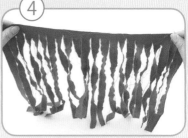

③

④

一直撕到布的另一端。

POINT

・撕布時，注意不要完全將布撕斷。
・使用撢子時，不要只用慣用的手，試著換另一手拿。

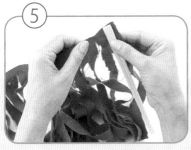

以免洗筷貼著布邊，將布裹捲起來。

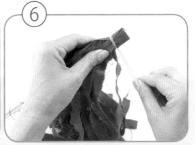

距頂端1.5至2公分處纏繞2至3條橡皮筋固定。

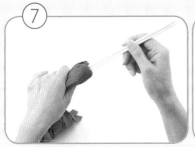

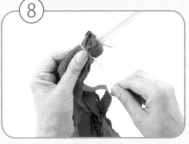

從纏橡皮筋處，將布整個翻過來，一手將布條抓在一起。

在距邊1.5至2公分處纏繞橡皮筋。

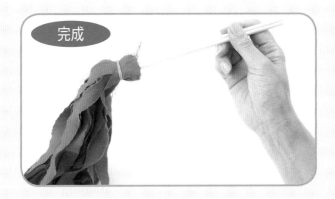

完成

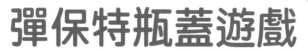

彈保特瓶蓋遊戲

保特瓶的蓋子，無論大小或重量，
都很適合用來代替彈珠玩遊戲。
以不同的手指彈，就會充分用到手指。
使用不太靈活的手指時，會更增加往腦部的血流量。

利用身邊的物件

基本
動作

將保特瓶蓋放在桌子
之類的平面上，從食
指依序用到所有手
指，朝目標彈瓶蓋。

[準備物品]
・保特瓶蓋

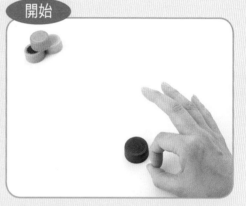

開始

將標的物放在適當的距離，從右手食指開始，依
序用手指彈瓶蓋以打中標的物。

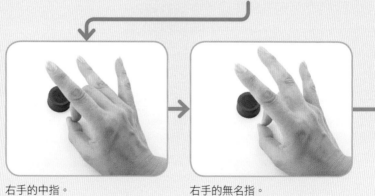

右手的中指。　　　　　　右手的無名指。

POINT

・改變標的物的位置與大小,以自己能配
合的難度挑戰看看。
・藉由控制力道的強度,也能使腦部活
化。

應用

試著兩手同時
彈瓶蓋。

應用

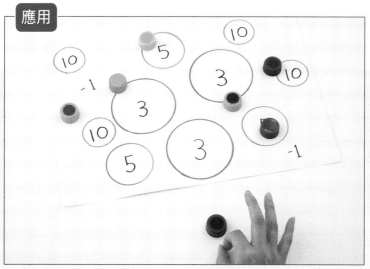

製作數字標的,記錄你獲得的分數,盡可能拿到高分。

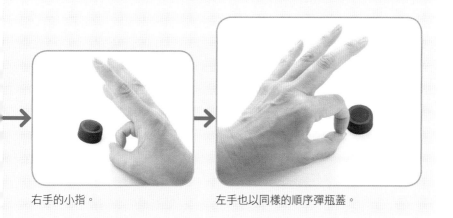

右手的小指。 左手也以同樣的順序彈瓶蓋。

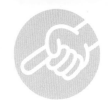

演奏保特瓶笛

以手指控制瓶口的開口大小來變化笛音。
加上活動手指的效果,從聽覺也能刺激腦部。

利用身邊的物件

作法 在小型保特瓶上開個小洞,
將尖端壓扁的吸管以膠帶黏貼在洞後方。

[準備物品]

・保特瓶(高約12公分 / 乳酸飲料等的小型瓶子)
・吸管(長約12公分) ・膠帶 ・油性筆 ・美工刀

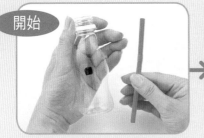

開始

如圖所示,以油性筆在保特瓶大約中央的位置,畫上方形記號(1公分×1公分左右)。

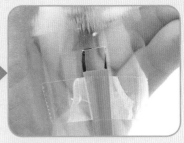

以美工刀將記號部分切除,開出一個小洞,將尖端壓扁的吸管以膠帶黏貼在切口邊緣,另一端朝向保特瓶底。

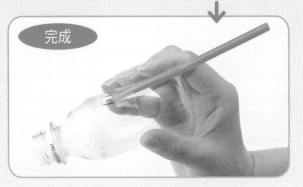

完成

應用 試著吹奏熟悉的曲調。

基本動作 以手指蓋住保特瓶口，一邊從吸管吹氣，發出聲音。

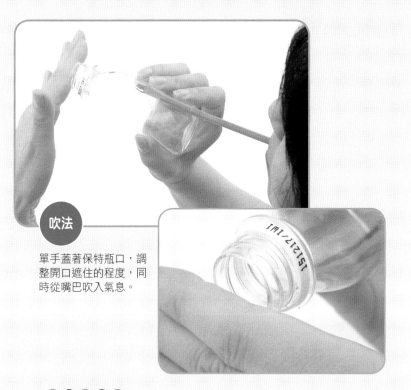

吹法

單手蓋著保特瓶口，調整開口遮住的程度，同時從嘴巴吹入氣息。

POINT

將整個瓶口遮住輕輕吹，就能吹出近似「Do」的音，若整個瓶口不遮，就會吹出近似「So」的音。用力吹會吹出高音，輕輕吹會吹出低音。請自行調整，享受音色的變化。

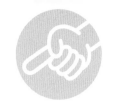

牙籤穿小孔

將牙籤穿入小孔裡。
看似簡單的動作，卻需要集中注意力。
以牙籤尖端不會卡在孔上為目標。

| 基本動作 | 將牙籤穿入空調味料罐等容器內蓋上的小孔。左右手都要練習。 |

[準備物品]
・空調味料罐等容器
　（有孔蓋者）
・牙籤

以右手

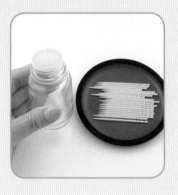

開始

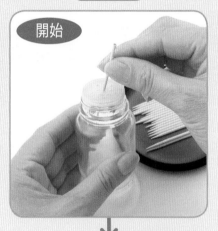

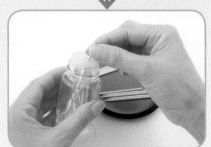

POINT

· 左右兩手都使用到，可提高對腦部的效果。

· 不用手固定容器，只靠單手穿入牙籤，難度會提升，請試著挑戰看看。

應用

決定好穿入幾根牙籤，以計時器計算全部穿入要花多少時間。

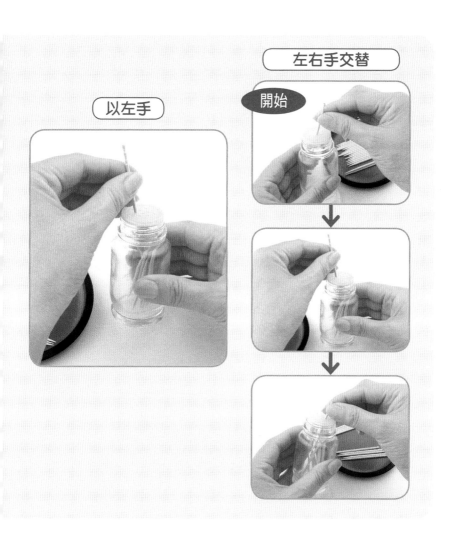

左右手交替

以左手

開始

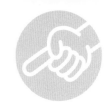

手滾球 之1

可以一邊看電視一邊進行的簡單手指體操。
不看球或手，
專注在手碰觸球的感覺會更有效果。

| 基本動作 | 將球置於桌子之類的平面上，手放在球上，兩手朝同一方向，或是左右對稱地滾動。手掌要保持與桌面平行。 |

［準備物品］
・球（網球大小）2個

POINT
・每個方向的滾動，至少做5次。
・肩膀放輕鬆。

反覆做3次

開始

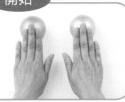

將球放在桌子之類的平面上，手輕輕放在上面。

向右滾動

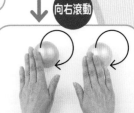

以球做畫圓的動作。向右滾動5次。

向左滾動

以球做畫圓的動作。向左滾動5次。

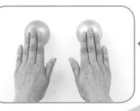

暫時回到原來的位置。

應用

試著左、右手差
距半圈地滾動。

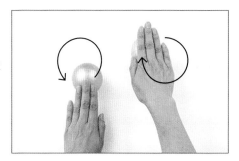

向外滾動

左右對稱地向外側畫圓般滾動。

向內滾動

左右對稱地向內側畫圓般滾動。

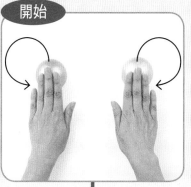

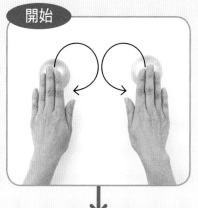

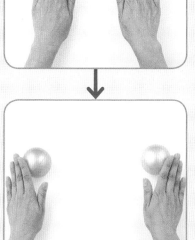

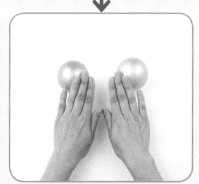

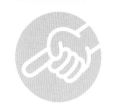

手滾球 之2

將球夾在兩手之間，沿著球面轉動手。
以不讓球掉落、順利地用手滾球為目標。

利用身邊的物件

基本
動作

在胸前用兩手將球夾住，要領是交換雙手的上下位置以滾動球。

[準備物品]
· 球（網球大小）1 個

反覆
做5次

開始

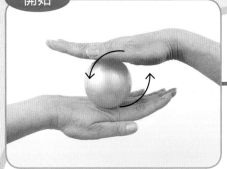

球放在左手背上，右手掌蓋在球上將球夾住。

POINT

· 注意手不離球。
· 以球不掉落地滾動5次為目標。

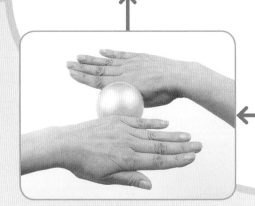

右手繼續往上轉動。

應用

手試著朝反方向
轉動。

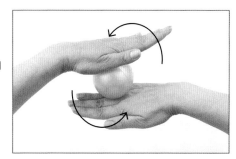

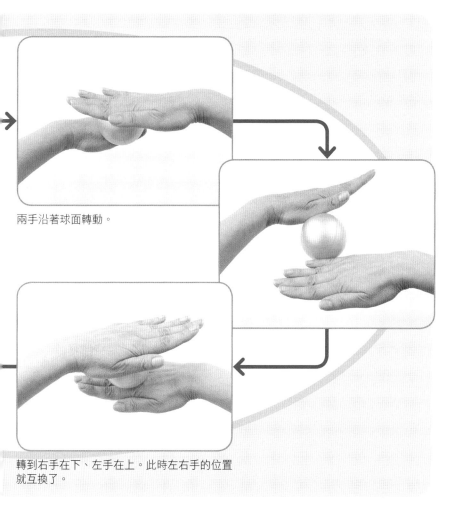

兩手沿著球面轉動。

轉到右手在下、左手在上。此時左右手的位置
就互換了。

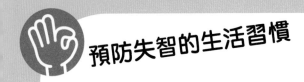

預防失智的生活習慣

重新檢視晚餐的菜色，提升睡眠品質

最近的研究顯示晚餐和睡眠品質有關，這點備受注目。

據說，若晚餐所含的食物纖維量多，深度睡眠時間就會變長，睡眠品質也較佳。反之，若飽和脂肪酸（動物性脂肪等）攝取過多，睡眠品質就會下降。糖分攝取過多，似乎也會導致淺眠，使睡眠品質下降。

也有其他研究顯示，蛋白質如果攝取不充分，就無法保有良好睡眠品質。

為了腦部的健康，睡眠的品質很重要。建議大家，晚餐要控制卡路里，並選擇高蛋白、低糖分且食物纖維多的菜色。

積極攝取Omega 3脂肪酸
～青魚、亞麻仁油、紫蘇油及草飼牛～

為了維持腦部的健康，希望大家能積極攝取Omega 3脂肪酸。這種營養成分無法在人體內合成，具代表性的食物有青魚的油脂、亞麻仁油、紫蘇油等。在現代日本人的飲食生活中，是容易缺乏的營養素。

作為Omega 3脂肪酸的新供給來源而備受矚目的，是紐西蘭的草飼牛。牛肉依飼養方式，可分為穀飼牛和草飼牛，日本等許多國家都以穀飼牛為主流。為取得霜降肉，穀飼牛會大量餵食高卡路里的穀物飼料。

另一方面，在無壓力環境下輕鬆愉快、健康成長的草飼牛，Omega 3脂肪酸、鐵質等營養素就很豐富。

請聰明地攝取Omega 3脂肪酸，維持腦部的健康吧！

3

利用做家事的時候

對日常的家事花點工夫，
在生活中活化腦部。

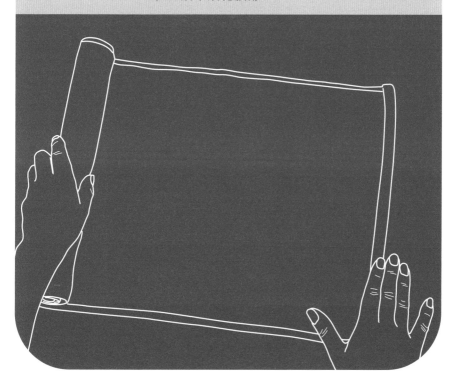

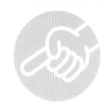

以兩手淘米

充分利用做家事的時間來鍛鍊腦部。
就連淘米，若能左右手並用，也有助於防止腦部的老化。

利用做家事的時候

基本
動作

左右手並用，進行淘米。

[準備物品]
・米
・大碗

淘米時

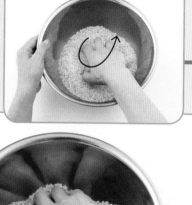

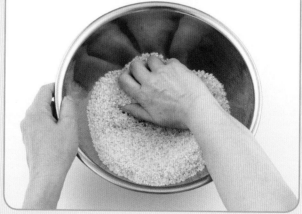

以右手使勁淘米。

POINT
- 刻意地使用非慣用手，會更有效果。
- 慢慢地進行，也能充分對腦部產生效果，所以不要急，確實地做吧！

倒洗米水時也一樣

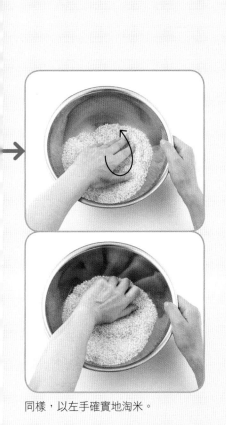

同樣，以左手確實地淘米。

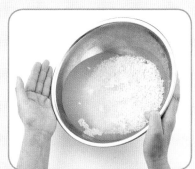

從左側倒水。

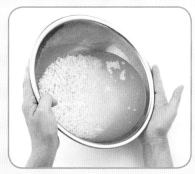

從右側倒水。

包各種形狀的餃子

藉由挑戰各種餃子的包法，也能鍛鍊腦部。
試試左右手輪流包。

利用做家事的時候

基本動作	將餃子皮鋪放在左手上，中央放上適量的餃子餡。在皮疊合的部分抹水後包起來。

［準備物品］

・餃子皮　・餡料　・水

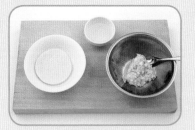

開始

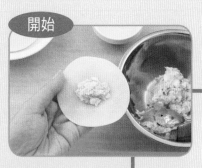

基本包法

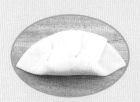

摺3褶。

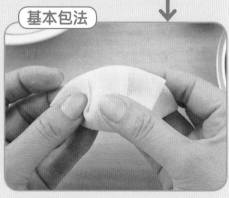

以拇指和食指拿著餃子皮，一邊摺一邊壓實。

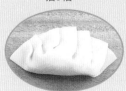

試著摺細一點（6褶）。

POINT

・冷凍餃子皮不容易包，所以要放在室溫下回軟
後再包。
・由於有各種包法，試著思考一下不同的創意包
法吧！

束口袋包法

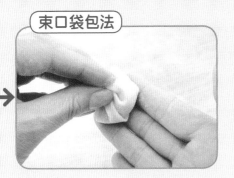

手拿著餃子皮的邊，一
點一點地扭擰包起來。

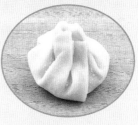

元寶包法

餃子皮不摺縐褶，而是對摺後壓
實。在壓實的左右邊角上分別抹
水，疊合黏在一起。

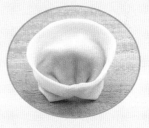

起司糖包法

簡單

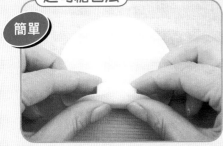

將起司塊放在餃子皮邊裏捲起
來，左右側輕輕地捏合。

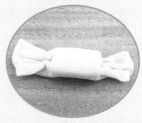

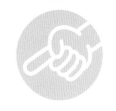

小黃瓜雕花

只要切法與往常不同，意識會更集中在手指尖，
增加對腦部的血流量。重點在巧妙地控制刀子。

基本動作	將小黃瓜橫切成4至5公分長，以刀子雕花。

[準備物品]
・小黃瓜
・刀子
・砧板

(交錯切法) 看起來像竹子或鬱金香葉的雕花。

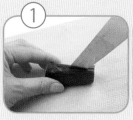

① 兩端各留約1公分，中間以刀子確實刺穿，割一小縫。

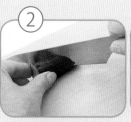

② 將割出的縫隙轉為橫向（轉90度），以刀子斜切入到縫隙處。

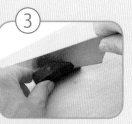

③ 將②翻過來，另一邊也以刀子斜切入到縫隙處。

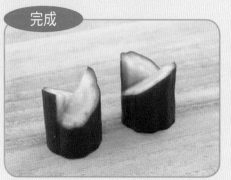

完成

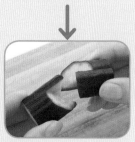

POINT

- 雕花建議使用小型的刀子，比較容易操作。使用比較鋒利的刀子時，要十分小心。
- 無論是以任何切法，切開時都要先確認保留部分，注意不要全部切斷。
- 也以其他的食材試試看。

應用

自己天馬行空地想出其他種類的雕花。

(花形切法) 花朵形狀的雕花。

① 以刀尖斜向刺入，要切到小黃瓜的中心。

② 像描繪鋸齒狀般，將刀子以與①相反的斜向刺入，同樣切到小黃瓜的中心。

③ 重覆①與②步驟，環繞著切一圈。

完成

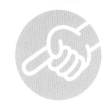

水煮蛋雕花

利用線和牙籤，在水煮蛋上雕花。
要雕出漂亮的剖面，需要高度集中注意力。

| 基本動作 | 以拇指與食指抓住線呈鋸齒狀移動，將水煮蛋雕出花形。 |

[準備物品]
・水煮蛋　1顆
・牙籤　1根
・線　約30公分

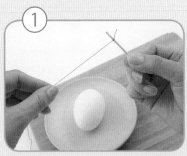

① 將約30公分長的線綁在牙籤的凹槽上。

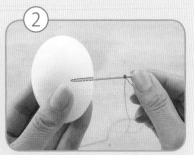

② 將①的牙籤刺入水煮蛋正中央。

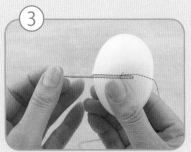

③ 牙籤持續刺入，直到線的打結點差不多在水煮蛋的中央為止。

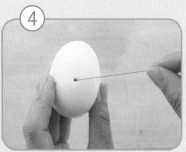

④ 保持③的狀態，接著以手拿線，拉直。

POINT

・熟一點的蛋比較容易雕花。
・試著切割出大小不同的Z字形，在雕花的形狀上作出不同變化。

應用

試著以非慣用手做做看。

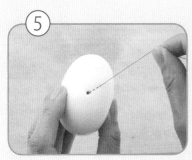

⑤

將線朝右斜上方移動，切割水煮蛋。

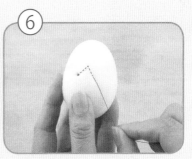

⑥

接著將線往右斜下方移動，切割水煮蛋。

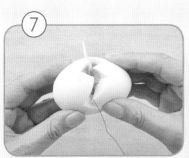

⑦

重覆步驟⑤和⑥，直到繞水煮蛋一圈。

完成

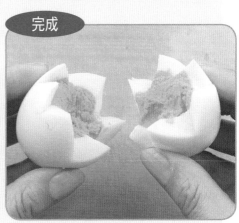

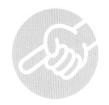

晾曬衣物

連每天晾衣服的時間，也能用來鍛鍊腦部。
專注地使用手指，給予腦部刺激。

基本
動作

以衣夾固定洗好的衣物時，依拇指與食指、拇指與中指、拇指與無名指、拇指與小指的順序，使用手指。

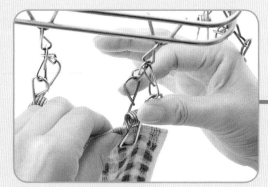

以拇指與食指夾曬衣夾。

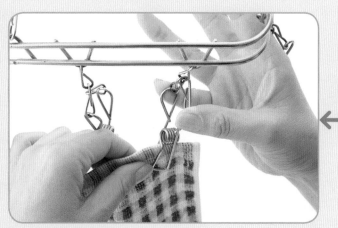

以拇指與小指夾曬衣夾。

以非慣用手做
做看。

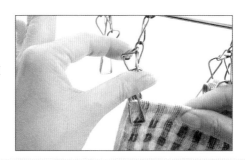

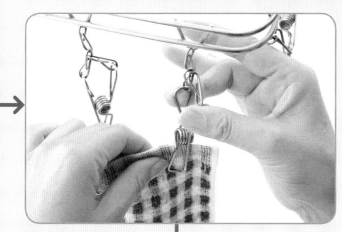

以拇指與中指夾曬衣夾。

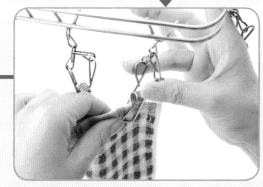

以拇指與無名指夾曬衣夾。

POINT

使用無名指或小指
時，尤其要將注意
力集中在指尖上。

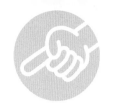

捲毛巾

以單手將毛巾從邊緣捲起來。
看似簡單,卻要靠手指的力量來控制操作。

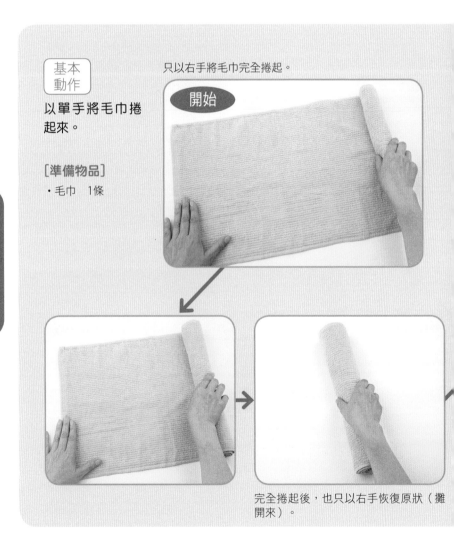

基本
動作

以單手將毛巾捲
起來。

[準備物品]
· 毛巾　1條

只以右手將毛巾完全捲起。

開始

完全捲起後,也只以右手恢復原狀(攤
開來)。

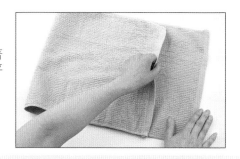

應用

摺疊毛巾時，試著
以非慣用手進行平
常的摺疊方式。

接下來只以左手，將毛巾完全捲起。

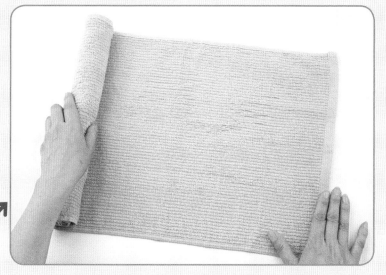

POINT

- 如果無法捲得很好，可在一開始時以兩手將
  毛巾邊稍微捲起來。
- 要用心地將毛巾捲漂亮。
- 尤其要增加非慣用手的捲毛巾次數。

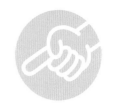

瞬間摺好T恤

這是能一邊做手指體操，一邊輕鬆完成家事的劃時代方法。
將衣服摺整齊時的成就感，也會給予腦部良好的刺激。

基本
動作

抓住圖中所示的A點與B
點，B點保持不動，將A點
與C點疊合抓起。維持這
個姿勢拿起T恤後對摺。

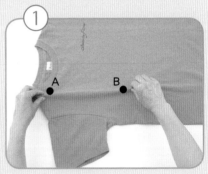

將T恤攤平，以左手抓住圖中A點，右手
抓住圖中B點。

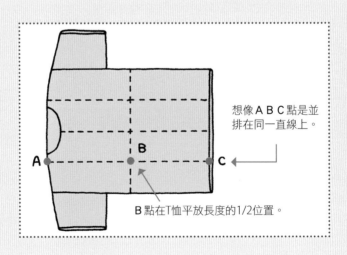

想像ＡＢＣ點是並
排在同一直線上。

B點在T恤平放長度的1/2位置。

96

・要摺得漂亮，就得好好抓著該抓住的點。
・試著一邊念「1、2、3、4」一邊有節奏地摺。請以
　提升摺衣速度為目標。

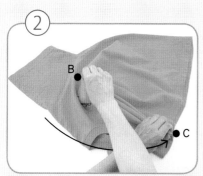

右手抓住B點不動，將抓住A點的左手
穿過右手下方，保持手抓著A點的姿勢
抓住C點。

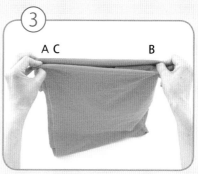

維持右手抓住B點、左手抓住A點和C
點的姿勢，雙手往上提。

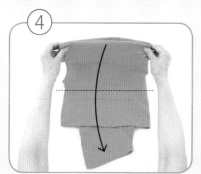

像要蓋住反面的袖子般疊合。

完成

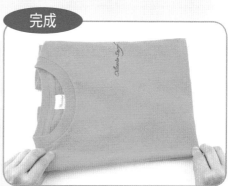

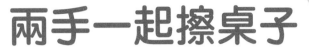

兩手一起擦桌子

兩手平放在抹布上，一起做擦拭動作。
只要同時使用兩手，腦部就會充分受到刺激。

基本
動作
兩手平放在抹布上，
同時用雙手做擦拭動作。

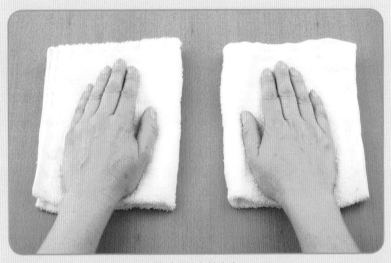

兩手平放在抹布上。

POINT

・專注做好每個動作，而不是隨意地動動手，會更有效
果。
・特別將重點放在覺得難以移動的方向上。

依順時針方向

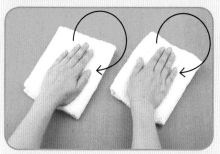

兩手都朝順時鐘方向擦拭。也試著朝逆時鐘
方向擦拭。

應用

試著在擦拭時重現P.42至
P.47的「描摹線條」動作。

向外轉擦拭

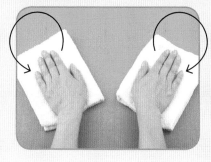

向內轉擦拭

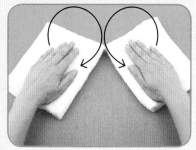

左右反向擦拭

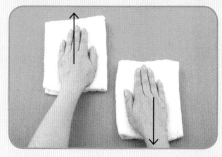

左右手朝上下、左右、
斜邊等不同方向移動。

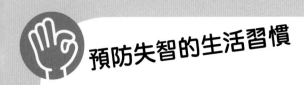

預防失智的生活習慣

正向思考可預防失智症

人生過得熱情洋溢、活力十足，就有助於長壽，這點並不難想像。事實上，有研究顯示：覺得自己幸福的人比覺得不幸的人，平均多活9.4年。

也有報告指出，好挖苦別人的高齡者容易發生失智症，機率比不會如此的高齡者大約高3倍。而愛操心又內向的女性罹患阿茲海默症的機率，也比不會如此的女性大約高2倍。

壓力是失智症的大敵。希望大家能謹記，為預防失智症，就要積極看待事物，明朗快樂地度過人生。

定期運動以減緩腦部的老化

定期運動也會給予腦部刺激，能有效地預防失智。雖說是運動，但並非必須做什麼特別的事。要推薦給大家的是稍微有點負荷的走路方式，尤其是「間歇健走（Interval walking）」、「北歐式健走（Nordic walking）」，都能有效防止腦部老化。

「間歇健走」就是每2至3分鐘交替正常步速與快走的健走方法。

「北歐式健走」則是利用2根登山杖來輔助步行，並跨大步走路的鍛鍊。雖然要備有專用的登山杖並學習正確的使用方法，但好處是不會增加過多負荷，且能自然提高運動量。

健走也能鍛鍊容易衰退的下半身，很適合用來防止腦部與身體的老化。以一天30分鐘、一週3次為目標吧！

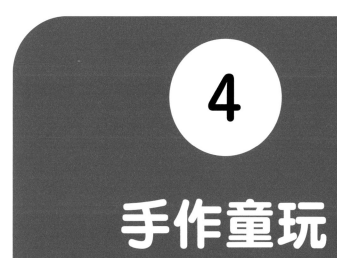

4

手作童玩

以大家都玩過且令人懷念的遊戲，
做更加刺激、活化腦部的體操。

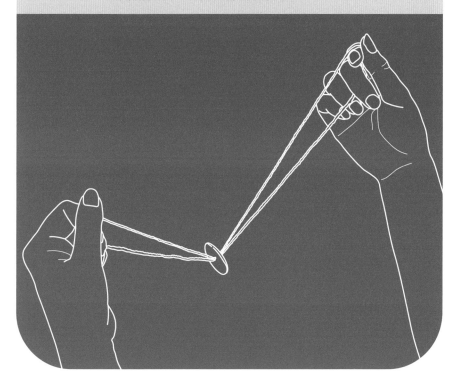

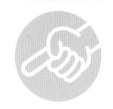

手指編織

不需要棒針就可以進行的編織。
能充分運用手指，並且令人愉快。

| 基本動作 | 將套在手指上的毛線拉出，再從穿好的編織線上套回手指。 |

[準備物品]
・毛線

(開始編織)

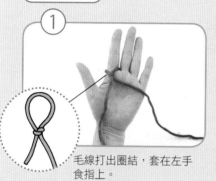

毛線打出圈結，套在左手食指上。

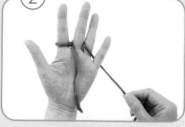

將毛線依中指後側、無名指前側、小指後側的順序穿過。

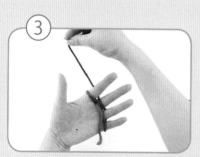

毛線繞到小指的前側，接著依無名指後側、中指前側、食指後側的順序穿線。

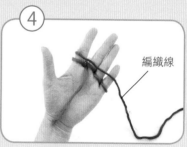

編織線

毛線繞到食指的前側，如圖所示拉好編織線。

手作童玩

第一段

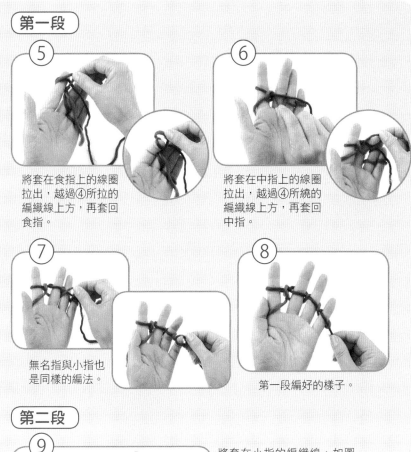

⑤ 將套在食指上的線圈拉出，越過④所拉的編織線上方，再套回食指。

⑥ 將套在中指上的線圈拉出，越過④所繞的編織線上方，再套回中指。

⑦ 無名指與小指也是同樣的編法。

⑧ 第一段編好的樣子。

第二段

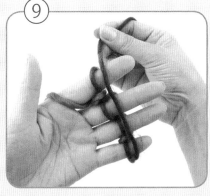

⑨ 將套在小指的編織線，如圖所示繞往食指，接下來依小指到食指的順序編織。

第三段以後

反覆步驟⑤～⑥，直到編織出想要的長度。

接下頁 ➡

編織結束

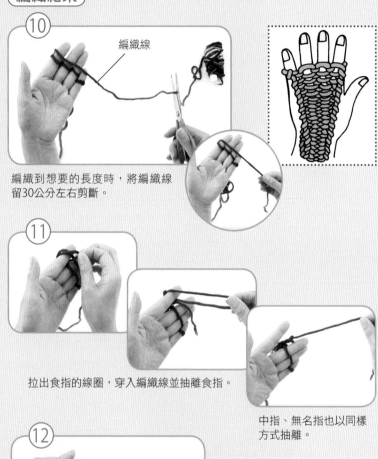

⑩

編織線

編織到想要的長度時，將編織線留30公分左右剪斷。

⑪

拉出食指的線圈，穿入編織線並抽離食指。

中指、無名指也以同樣方式抽離。

⑫

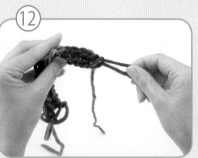

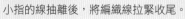

小指的線抽離後，將編織線拉緊收尾。

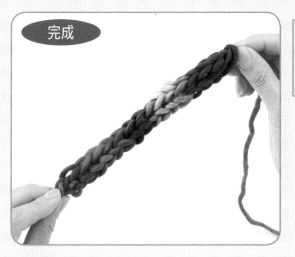

完成

應用 作成清潔刷

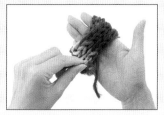

將以手指編好的織物,捲在手上。

↓

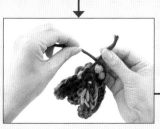

將起編和收編處的線頭綁在一
起,打2至3個結固定。

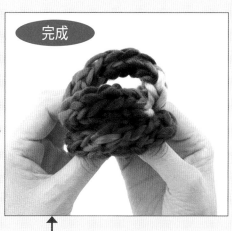

完成

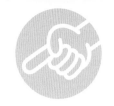

製作毛球

來製作毛球吧！將毛線捲起來後剪斷，
愉快地操作，讓腦部更加活化。

基本
動作

將毛線捲在硬紙板上，束緊後剪斷圈
狀部分。調整形狀，以剪刀修剪凸出
的毛線，作出漂亮的毛球。

[準備物品]

・毛線
・厚紙板（如牛奶盒）
・剪刀

①

將牛奶盒剪成長6公分×寬14公分的長方
形，再如圖所示於兩端剪出長1.5公分×寬
4公分的缺口，並對摺。（以此尺寸的硬紙
板，會作出直徑6.5公分的毛球。）

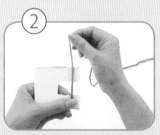

② 如圖所示握住硬紙板與線的邊
端，將毛線捲在硬紙板上。

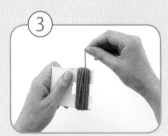

③ 將毛線捲100圈左右。

POINT

- 改變硬紙板的尺寸，就可以調整毛球的大小。
- 毛線捲的圈數愈多，毛球就會愈渾圓。

應用

在硬紙板上捲線時，以非慣用手捲捲看。

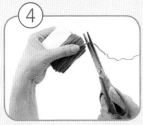

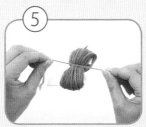

在捲好的線圈正中央，以另一條線打結固定，然後剪斷。若想吊掛毛球，就將打結用線的線頭留長一點。

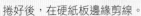

捲好後，在硬紙板邊緣剪線。

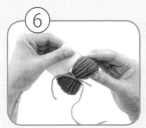

將捲好的毛線抽離硬紙板。

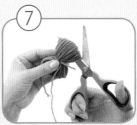

以剪刀剪斷圈狀部分。

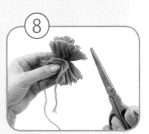

另一邊也剪斷。

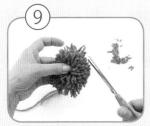

將所有的毛線展開來，用剪刀修剪凸出的線頭，作成漂亮的球狀。

完成

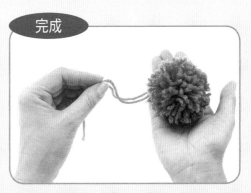

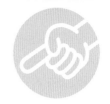

手作陀螺

利用紙盤和保特瓶蓋製作的兩種陀螺，
完成後實際轉動看看吧！
轉陀螺時，用心在手的動作上能更加刺激腦部。

作法 ［準備物品］
・紙盤 2個　・保特瓶蓋 3個
・雙面膠帶　・膠帶

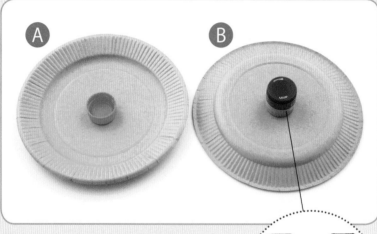

Ⓐ 保特瓶蓋上先貼雙面膠帶，再黏貼
到紙盤正面的中央。

Ⓑ 將2個保特瓶蓋的凹口相對疊合，
以膠帶固定。以雙面膠帶將黏合的
瓶蓋貼牢在紙盤背面的中央。

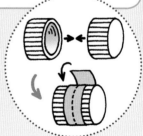

基本
動作

A 陀螺放在地板或桌面上，手拿著保特瓶蓋部分，扭動手腕使
陀螺轉圈。

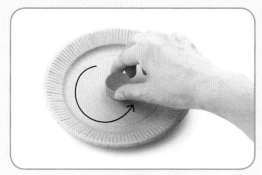
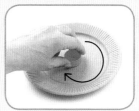

以右手轉陀螺。 以左手轉陀螺。

B 如圖所示拿起陀螺，旋轉並將陀螺拋離手，讓它在地板
或桌面上轉動。

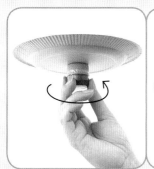
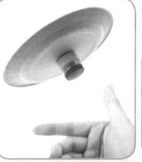

以右手轉。 以左手轉。

應用

計測陀螺轉圈的時間，試著讓時
間愈長愈好。

POINT

轉陀螺時，注意不要砸到周邊
的物品。

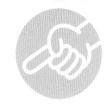

拉線飛輪

若能轉動順暢，「拉線飛輪」就會發出有趣的聲響。
將線反覆拉緊、放鬆，驅動飛輪的感覺也很暢快，
觸覺和聽覺都受到刺激。

作法

[準備物品]

· 鈕釦（直徑3.5公分以上、有雙孔的款式） 1個
· 線（如毛線） 100公分左右

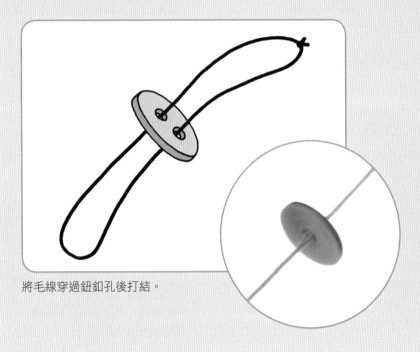

將毛線穿過鈕釦孔後打結。

基本
動作

將飛輪（鈕釦）調整到繩子的正中央，雙手拿著繩子兩端。甩動飛輪轉10至20圈後，兩手朝左右拉緊繩子，飛輪就會開始轉動。配合飛輪的轉動，將繩子朝左右拉緊或放鬆。

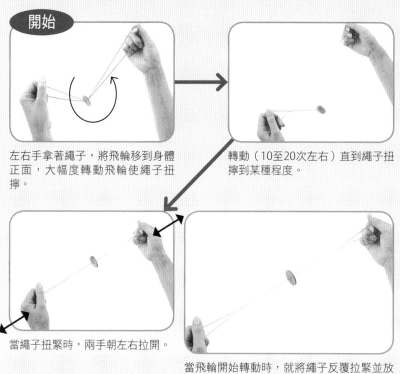

開始

左右手拿著繩子，將飛輪移到身體正面，大幅度轉動飛輪使繩子扭擰。

轉動（10至20次左右）直到繩子扭擰到某種程度。

當繩子扭緊時，兩手朝左右拉開。

當飛輪開始轉動時，就將繩子反覆拉緊並放鬆。

POINT

・只要時機掌握正確，飛輪就會開始發出「咻咻」聲轉動。以發出聲響為目標，練習看看吧！

・鈕釦若無法保持直立，就無法轉動順暢。飛輪橫躺時，請換個鈕釦試試看。

・若繩子太細，轉動時會勒痛手，請使用比較粗的繩子。

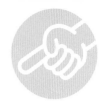

製作沙包

裁縫時要測量布的長度並裁剪、縫製，
用到手指尖的機會很多，所以會大幅度刺激到腦部。
試著利用家裡的碎布等布料，縫製懷舊的沙包吧！

作法 接縫4塊布，縫份朝內側反摺後，裝入紅豆，最後將返口縫合。

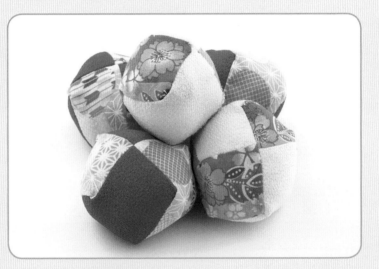

ⓅⓄⒾⓃⓉ

・有點重量的沙包比較容易把玩，因此填充物以40公克左右較適當。

・除了紅豆外，沙包的填充物也可用黃豆（炒過的）、市售的顆粒填充料（塑膠材質）等代替。

[準備物品]

- 碎布　• 紅豆
- 線　　• 縫針　• 珠針

玩法請見下頁

①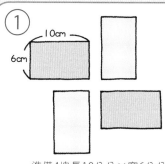

準備4塊長10公分×寬6公分的布。

②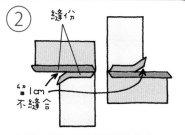

如圖，將2片布正面相對疊合，留0.3公分左右的縫份後縫合。短邊的止縫處，留1公分不縫合。

③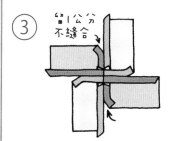

接著將②縫合的布，如圖所示縫合。此時，短邊的止縫處，一樣留1公分不縫合。

④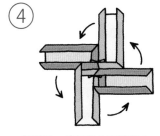

留返口，將相鄰的布邊縫合。

⑤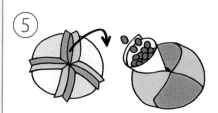

從返口將布料翻回正面，裝入適量紅豆。

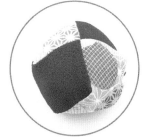

最後將返口縫合，沙包便可完成。如此縫製2個。

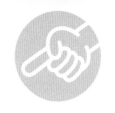

丟沙包遊戲

以上一頁縫製好的沙包，實際玩玩看吧！
丟沙包是需要手眼協調的遊戲，正適合用來防止腦部老化。

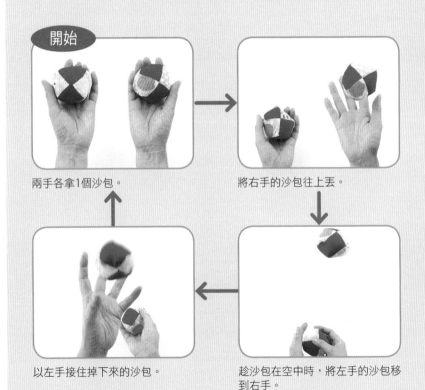

基本
動作

玩法 1
兩手各拿1個沙包，以右手往上丟沙包，再以左
手接住。反覆這動作，不讓沙包落地。

開始

兩手各拿1個沙包。

將右手的沙包往上丟。

以左手接住掉下來的沙包。

趁沙包在空中時，將左手的沙包移
到右手。

手作童玩

Ｐ○ＩＮＴ

・不讓沙包落地，盡可能持續久一點。
・同時拿2個沙包很難做到時，就只使
　用1個沙包，也會對腦部有所刺激。

應用

將玩法1的順序反過來
（用左手丟），或是玩
法2的動作以另一手丟丟
看。

基本
動作

玩法　2

單手拿2個沙包，將指尖側的沙包往上丟，以同
一隻手接住。

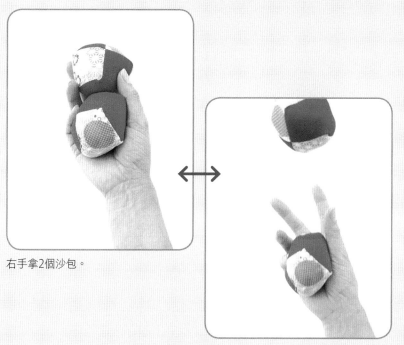

右手拿2個沙包。

將指尖側的沙包往上丟，以右手接住掉下
來的沙包。

劍玉的製作&遊玩

劍玉是會用到除了指尖、腦部，還包含膝蓋等部位的全身運動，
因此非常推薦用來作為防止老化的遊戲。
在此介紹能簡單自製的劍玉，
新手也能輕鬆愉快挑戰製作與遊玩。

作法　[準備物品]

- 塑膠杯（也可用紙杯）
- 繩子（如風箏線） 50公分左右
- 保特瓶蓋　2個
- 膠帶　40公分左右

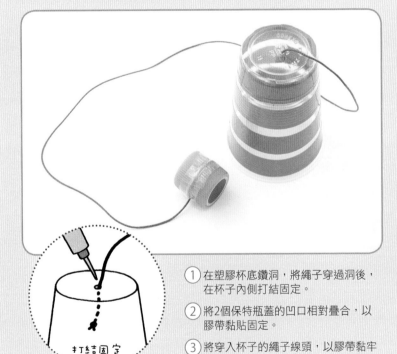

打結固定

① 在塑膠杯底鑽洞，將繩子穿過洞後，
　在杯子內側打結固定。

② 將2個保特瓶蓋的凹口相對疊合，以
　膠帶黏貼固定。

③ 將穿入杯子的繩子線頭，以膠帶黏牢
　在②上。

基本動作	右手拿著塑膠杯,將繩子尖端的保特瓶蓋甩起來,接到杯裡。左手玩法相同。

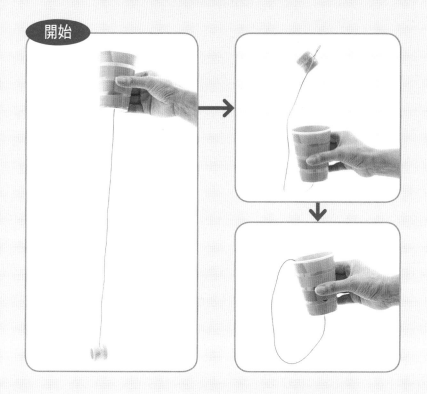

開始

ⓅⓄⒾⓃⓉ

· 配合膝蓋的伸屈,就能輕鬆丟入杯裡。
· 利用花紋膠帶之類的東西裝飾杯面,或是以油性筆在上面畫圖案,也會用到指尖、腦部,建議大家試試看。

應用

將塑膠杯底部朝上,試著以杯底接住保特瓶蓋。

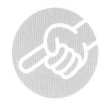

辮子書籤

將3張紙條交互拗摺，作成書籤。
正確地拗摺編織，有助於提升對腦部的刺激，並作出漂亮的書籤。

基本 動作	以膠水將3張紙條的始摺處黏在一起，以編辮子的 要領，將紙條摺疊編織起來。

[準備物品]

・3種顏色的紙條　長度各30公分以上

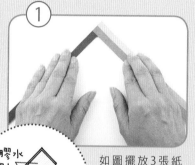

以膠水
黏貼

① 如圖擺放3張紙條，以膠水黏合。

② 將右側的紙條往自己反摺，與左側的紙條靠攏。

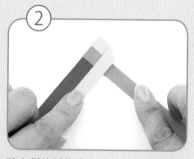

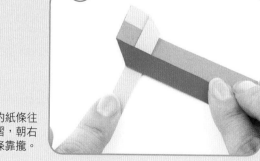

③ 將左側的紙條往自己反摺，朝右側的紙條靠攏。

POINT
・藉由確實、整齊的摺疊動作,提升對腦部的刺激。
・也可花工夫在紙條的配色等細節。

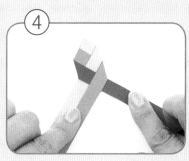

④

以②的方式,反摺右側的紙條。

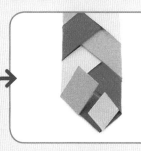

編到想要的長度時,將尾端往內側摺疊,並以膠水黏貼固定。

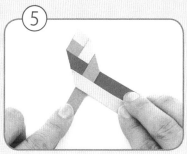

⑤

以③的方式,反摺左側的紙條。

完成

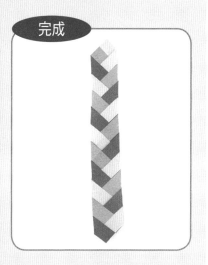

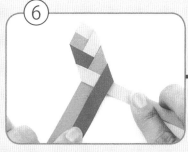

⑥

反覆編到想要的長度。

應用 編到15公分左右的長度,將兩邊端銜接在一起,就能作成餐巾環。編得長一點作成四角框,就能當成照片的裝飾邊框。花點心思,作成各種不同用途的東西吧!

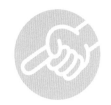

六角變形體

畫上3款圖案或花紋，啪答啪答地打開，就會出現有趣、不可思議的圖案變化。不只是摺疊的動作，連充滿樂趣的操作都會充分使用到指尖。

準備長條狀紙，依順序摺疊成蛇腹紋。
攤開成六角形，畫上3款個人喜歡的圖案或花紋。

[準備物品]

- 圖畫紙
  （5公分×35公分）
- 膠水
- 筆
- 剪刀

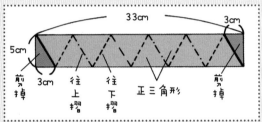

①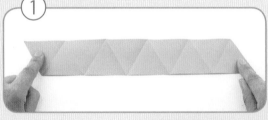

反覆交替往上摺與往下摺的動作，摺成正三角形的蛇腹紋，並剪掉兩端。

②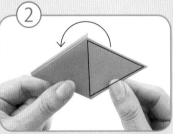

如圖，將最右邊的正三角形往反側摺。

③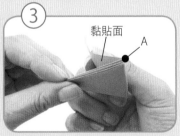

將②往反側摺的正三角形，與紙帶最左邊的三角形，以膠水黏合。

POINT

· 要摺出正六角形，就要仔細地確實摺好三角形。
· 只要準備長度約為寬度7倍的紙，就能變化出不同大小
　的六角變形體。

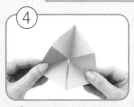

以③圖解中的A為頂點，
朝左右打開攤平。

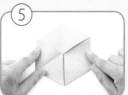

呈現六角形。

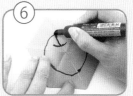

攤平後，畫上喜歡的圖案
或花紋。

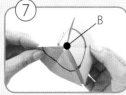

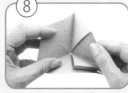

將⑥畫好的六角形從中央的B點打開攤平。

攤平後，畫上圖案或花紋。

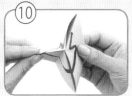

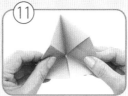

同⑦⑧，從中央打開攤平。

攤平後，畫上圖案或花紋。

完成

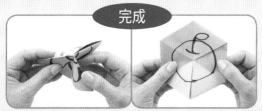

只要從⑫畫好的六角形中央打開攤平，就會出現⑥所畫
的圖案。

應用

以所畫的3款圖案，
創作故事吧！

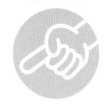

屏風剪紙

將紙摺成屏風狀後裁剪,就能剪出漂亮的連續花紋。
光是想像完成的模樣來思考如何裁剪,腦部就會大為活化。

基本 動作	將紙摺成屏風狀後,畫上喜歡的圖案。 剪刀沿著所畫的線裁剪,然後將摺疊的紙攤開來。

[準備物品]

・圖畫紙
 (或高級紙)
・筆
・剪刀

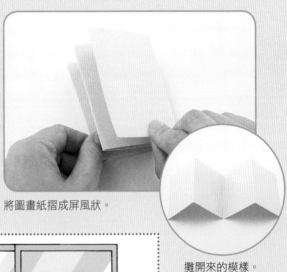

將圖畫紙摺成屏風狀。

攤開來的模樣。

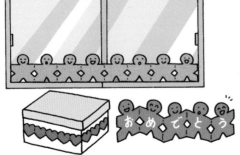

完成後可以貼在牆壁或玻璃窗上,或是立起來當裝飾。應用在禮物包裝上也很棒。

左右對稱的圖案

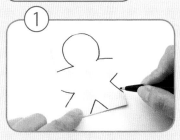

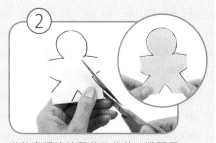

在摺好的圖畫紙上繪製想剪出的圖案。注意圖案要有左右邊能連在一起的部分（紙張銜接的部分）。

沿著畫好的線用剪刀裁剪，攤開摺疊的紙。

完成

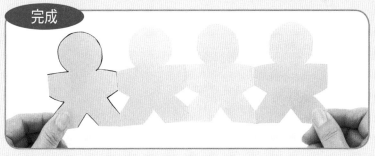

非對稱圖案

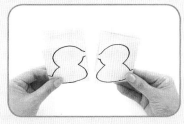

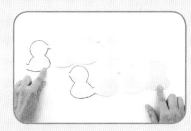

若圖案方向或紙張摺口的方向不同，完成的屏風樣式也會不同。

POINT

・本書為了方便說明，裁剪時保留了圖案畫線。實際操作時可將畫線裁掉，或是先以鉛筆畫線，裁剪完後再擦掉，成品會比較漂亮。
・畫臉形、衣服等圖案也很有趣。

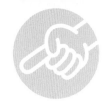

雙胞胎紙鶴

摺出兩隻宛如手牽在一起的紙鶴。
即使是熟悉的紙鶴摺法，但要專注在摺疊時不能將紙撕斷，
難度就會提高，給予腦部足夠的刺激。

基本
動作

將市售的摺紙用紙對半剪成長方形，然後剪出2張一角
相連的正方形。兩張正方形紙分別摺出紙鶴。

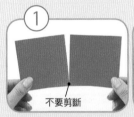

① 不要剪斷

保留一銜接處，剪牙口。

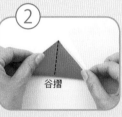

② 谷摺

銜接處朝自己，左側的
正方形紙對摺成三角
形。

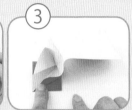

③

摺成紙鶴（參考下方的
摺法）。

紙鶴的摺法

   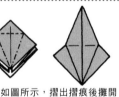

如圖所示，摺出摺痕後攤開。
另一側也以同樣方式摺疊。

 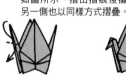

如同要夾入內
側似地，朝左
右往上摺疊。

手作童玩

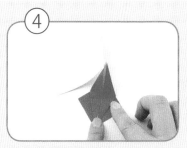

衡接處要摺成翅膀。

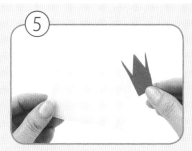

摺好一隻紙鶴。

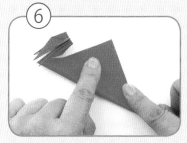

另一隻以同樣的方式摺。

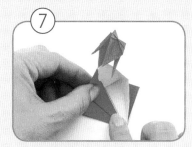

翅膀部分要連接在一起。

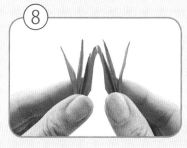

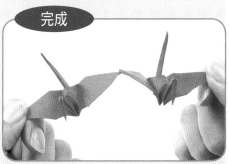

完成

摺出紙鶴的頭，將翅膀攤開來。

POINT

· 若以厚紙摺，衡接處容易撕斷，因此建議用既薄又耐用的市售摺紙
  用紙、影印紙等。
· 用心正確地摺，如此不但完成的作品漂亮，也能提高對腦部的刺
  激。

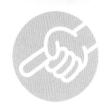

紙甩砲

拿在手上直接往下甩，就會發出強而有力「啪」的聲響。
甩手的動作，加上聽覺的刺激，非常有助於醒腦。

基本
動作
以報紙等長方形紙張摺「紙甩砲」。
摺好後，拿著邊端用力甩出聲響。

作法

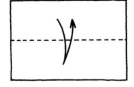

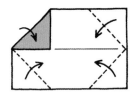

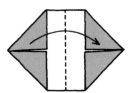

摺出摺痕後攤回原狀。

對摺。

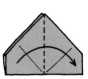
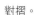

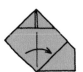

將朝著自己的半邊立起，如同要攤平內側般打
開，然後夾回。另一半邊也是同樣的摺法。

完成。

玩法

拿著摺好的紙甩砲一端，利用甩動手腕的力道，
用力往下甩。

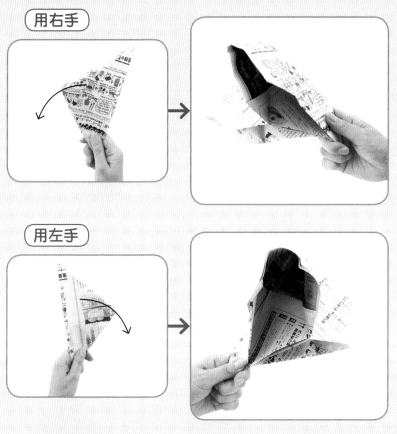

用右手

用左手

POINT
- 使用太硬或太軟的紙張，都很難發出聲響，建議以報紙或夾報傳單等紙張製作。
- 由於會發出巨大聲響，玩的時候要注意不要影響他人。

SMART LIVING養身健康觀 116

手指體操
動動手指不失智！活到100歲頭腦也靈光

監　　　修／白澤卓二
翻　　　譯／夏淑怡
發　行　人／詹慶和
總　編　輯／蔡麗玲
執　行　編　輯／陳昕儀
特　約　編　輯／黃建勳
編　　　輯／蔡毓玲・劉蕙寧・黃璟安・陳姿伶・李宛真
執　行　美　術／韓欣恬
美　術　編　輯／陳麗娜・周盈汝
出　版　者／養沛文化館
發　行　者／雅書堂文化事業有限公司
郵政劃撥帳號／18225950
戶　　　名／雅書堂文化事業有限公司
地　　　址／新北市板橋區板新路206號3樓
電　子　信　箱／elegant.books@msa.hinet.net
電　　　話／（02）8952-4078
傳　　　真／（02）8952-4084

2018年08月初版一刷　定價320元

SAISHIN WAZA! 100SAI MADE BOKENAI TEYUBI
TAISOU
supervised by Takuji Shirasawa
Copyright © SHUFU TO SEIKATSU SHA CO., LTD.,
2016
All right reserved.
Original Japanese edition published by HUFU TO
SEIKATSU SHA CO., LTD.

Traditional Chinese translation copyright © 2018 by
Elegant Books Cultural Enterprise Co., Ltd.
This Traditional Chinese language edition published
by arrangement with
HUFU TO SEIKATSU SHA CO., LTD., Tokyo through
HonnoKizuna, Inc., Tokyo and KEIO CULTURAL
ENTERPRISE CO., LTD.

經銷／易可數位行銷股份有限公司
地址／新北市新店區寶橋路235巷6弄3號5樓
電話／（02）8911-0825 傳真／（02）8911-0801

國家圖書館出版品預行編目資料

手指體操：動動手指不失智！活到100歲頭腦也靈光 /
白澤卓二監修；夏淑怡翻譯.
-- 初版. -- 新北市：養沛文化館出版：雅書堂文化發行,
2018.08
　　面；　公分. -- (SMART LIVING養身健康觀；116)
譯自：
ISBN 978-986-5665-62-3(平裝)

1.運動健康 2.手指

411.7　　　　　　　　　　　　　　　107011426

Staff

裝幀・設計／輿水典久
攝影／金子吉輝（DUCK TAIL）
插圖／種田瑞子
取材・文／島村枝里
協力／グループこんぺいと
校閱／滄流社
企劃、編輯／（株）こんぺいとぷらねっと
責任編輯／山村誠司

參考文獻
《認知症を予防する、脳が若返る！ 「指なぞり」体操》
（KKベストセラーズ）

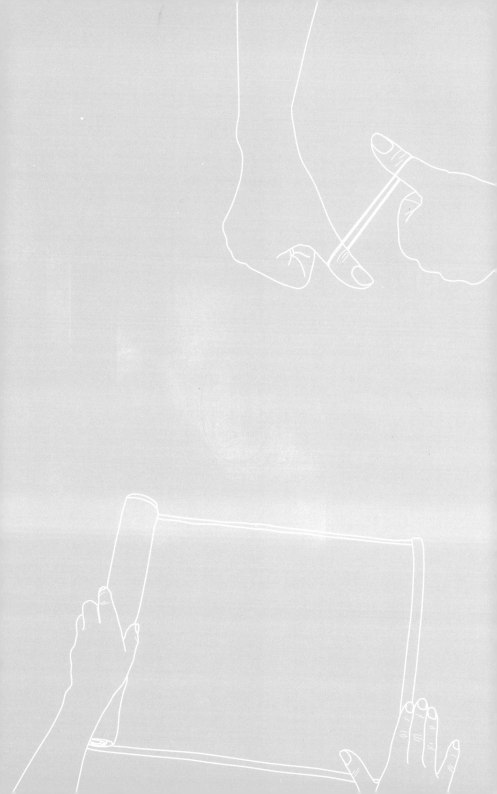

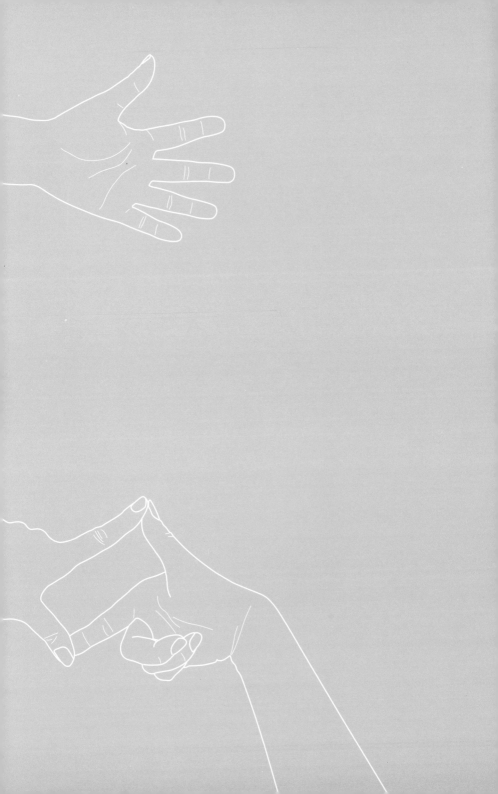

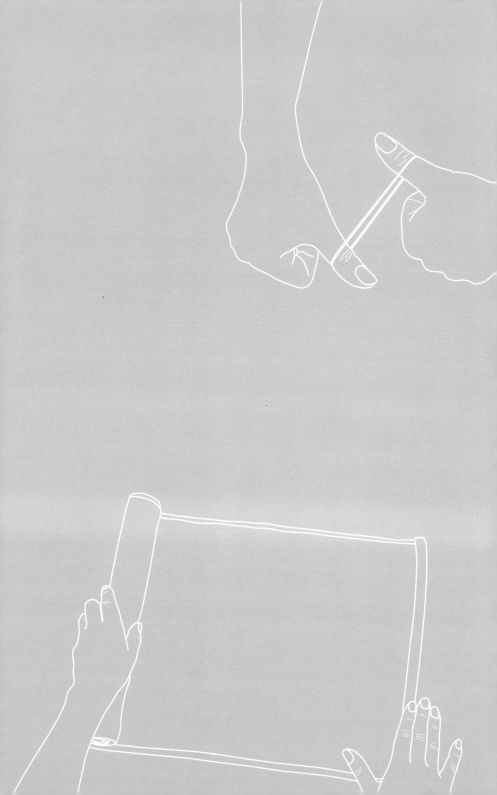